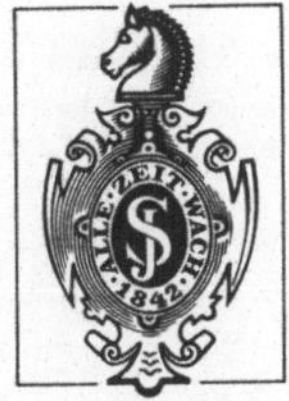

Ulrike Lehmkuhl (Hrsg.)

Therapeutische Aspekte und Möglichkeiten in der Kinder- und Jugendpsychiatrie

Mit 12 Abbildungen
und 17 Tabellen

Springer-Verlag

Berlin Heidelberg New York
London Paris Tokyo
Hong Kong Barcelona
Budapest

Priv. Doz. Dr. med. Dipl.-Psych. ULRIKE LEHMKUHL
Abteilung für Kinder- und Jugendpsychiatrie
der Universität Heidelberg
Blumenstraße 8, W-6900 Heidelberg
Bundesrepublik Deutschland

ISBN-13: 978-3-540-53909-4   e-ISBN-13: 978-3-642-76559-9
DOI: 10.1007/978-3-642-76559-9

Die Deutsche Bibliothek – CIP-Einheitsaufnahme
Therapeutische Aspekte und Möglichkeiten in der Kinder- und Jugendpsychiatrie:
mit 17 Tabellen / Ulrike Lehmkuhl (Hrsg.). –
Berlin; Heidelberg; New York; London; Paris; Tokyo Hong Kong; Barcelona; Budapest:
Springer, 1991

NE: Lehmkuhl, Ulrike [Hrsg.]

Satz: Reproduktionsfertige Vorlagen vom Autor
25/3145-543210 – Gedruckt auf säurefreiem Papier

Vorwort

Der 65. Geburtstag von Herrn Professor Dr. med. Manfred Müller-Küppers war Anlaß einer Fachtagung in Heidelberg mit dem Thema "Therapeutische Aspekte und Möglichkeiten in der Kinder- und Jugendpsychiatrie". Gemeinsamer Gedanke aller Beiträge ist die Frage, in welcher Form spezielle therapeutische Techniken dem Patienten in ambulanter und stationärer Behandlung helfen können.

Seit Schüler Freuds die frühen Ergebnisse der Psychoanalyse auf die Erforschung und Behandlung seelischer Störungen im Kindesalter übertrugen, ist mehr als ein halbes Jahrhundert vergangen. In der Folge entstanden viele andere therapeutische Richtungen. Jede versuchte, die besonderen Aspekte des Umgangs mit Kindern zu berücksichtigen. Hinzu kam die Erfahrung, daß kindliche Störungen häufig viele Wurzeln haben und deshalb eine mehrdimensionale Therapie - zumindest in bestimmten Phasen - erforderlich ist, z.B. medikamentöse Stützung bei gleichzeitiger psychotherapeutischer Problembearbeitung. Trotz einer zunehmenden empirischen Forschung liegen Hinweise für eine differentielle Indikation spezifischer Therapien bislang nicht vor. Mit anderen Worten, es gibt kein spezifisches Therapieverfahren für eine bestimmte Störungsart. Die Integration psychotherapeutischen Gedankengutes war und ist seit jeher ein besonderes Anliegen von Manfred Müller-Küppers gewesen, der selbst Kinder- und Jugendpsychiater sowie Psychoanalytiker ist.

Bei der Literaturdurchsicht wird rasch deutlich, daß eine nicht schulen- oder theoriegebundene Darstellung kinderpsychotherapeutischer Methoden selten ist (Atzesberger 1980). Die Grenzlinien zwischen den verschiedenen psychotherapeutischen Schulen sind verwischt (Reukauf 1981). Nach Biermann (1969) soll unter Kinderpsychotherapie "die Behandlung kindlicher Verhaltensstörungen, funktioneller Organstörungen, aber auch psychisch überlagerter organischer Krankheiten des Kindes mit den Mitteln seelischer Beeinflussung verstanden werden". Alle anderen therapeutischen Aspekte sind bei dieser Definition ausgegliedert, aber unter bestimmten Umständen notwendig, um einem Kind oder Jugendlichen zu helfen. Pädagogik und Heilpädagogik, Verhaltenstherapie, Logo- und Musiktherapie sowie etliche andere Sonderformen haben ihren Platz im Repertoire der Kinder- und Jugendpsychiatrie. Trotz der Anwendung verschiedener Therapieverfahren sollte das Gemeinsame der Methoden und Interventionen darin bestehen, das Symptom bzw. die Störung eines Kindes oder Jugendlichen aus dessen biographischem Hintergrund zu erschließen und zu verstehen. Dieses Verständnis hat darüber hinaus entwicklungsbedingte Veränderungen sowie familiäre soziale Aspekte zu berücksichtigen. Daß diese multidimensionale Betrachtung keineswegs neu ist, zeigen sowohl die theoretischen als auch die praktischen Überlegungen Alfred Adlers zur Entstehung und Behandlung von Verhaltensauffälligkeiten im Kindesalter, die er z.T. bereits vor dem Ersten Weltkrieg ausformuliert hat (1914, 1931). Er maß familiendynamischen Faktoren große Bedeutung für die Ausbildung von "Kinderfehlern" bei, sowie späteren neurotischen Verhaltensweisen, die heute mit den Begriffen Koalition und Loyalität beschrieben werden. Er muß damit als ein wichtiger Vorläufer neuerer familientherapeutischer Ansätze gelten. Die von Adler begründete Individualpsychologie betont den sozialen Kontext des Verhaltens. So stellt seine Methode der Psychotherapie für den einzelnen Patienten nur einen Teilaspekt eines umfassenderen Behandlungskonzeptes dar. Die anderen Teile bestehen aus den Organisationen für therapeutische Erziehung, die er entwarf und in Wien gründete (Ganz 1953; Ellenberger 1985). Adler stellte das Symptom in einen kommunikativen Kontext, es hat seine Wurzel jedoch im jeweiligen biographischen Hintergrund des Kindes, in den frühkindlichen Erfahrungen, die seinen Lebensstil prägen. Die individualpsychologischen Berater und Therapeuten versuchen, das Kind mit seinen Verhaltensveränderungen im sozialen und biographischen Kontext zu erfassen, und legen Wert auf das Erkennen dieser komplexen Zusammenhänge, die heute mit dem Konzept der multifaktoriellen Krankheitsgenese bei vielen psychosomatischen und psychogenen Störungen auch empirisch belegt werden können (vgl. G. Lehmkuhl 1987).

Die vielfältigen Aspekte der vorgelegten Beiträge mögen ein Licht auf die verschiedenen Möglichkeiten werfen, Kindern und Jugendlichen zu helfen.

Mein Dank gilt allen Kolleginnen und Kollegen sowie den Helfern, die dazu beigetragen haben, daß zunächst die Fachtagung stattfinden und dann dieses Buch entstehen konnte. Besonders erwähnen möchte ich für die Heidelberger Gruppe Frau Wesch, Frau Siegel und Frau Oswald sowie Herrn Dr. Schulz-Amman und schließlich Frau Bürgel aus Köln, die die Manuskripte in die endgültige Form brachte.

Heidelberg, im Juli 1990   Ulrike Lehmkuhl

Literatur

Adler A (1914) Zur Erziehung der Eltern. 1912. In: Adler A, Furtmüller C (Hrsg.) Heilen und
   Bilden. Bergmann, München, S 113-129 (Fischer, Frankfurt 1973)
Adler A (1931) What life should mean to you. Little Brown, Boston. (Wozu leben wir? Fischer, Frankfurt 1979)
Atzesberger M (1980) Einführung in die Tiefenpsychologie und Kinderpsychotherapie mit besonderer Berücksichtigung der analytischen Kinderpsychotherapie. Marhold, Berlin
Biermann G (1969) Hdb Kinderpsychotherapie Bd I u. II, Reinhardt, München
Ellenberger HF (1985) Die Entdeckung des Unbewußten. Diogenes, Zürich, rev. Ausgabe
Ganz M (1953) The psychology of Alfred Adler and the development of the child. Routledge & Keyan Paul, London
Lehmkuhl G (1987) Einleitung zu: Wexberg E (1931) Sorgenkinder. Hirzel, Stuttgart
Reukauf W (1981) Kinderpsychotherapien. Schwabe, Basel

Inhaltsverzeichnis

Autoren

Dührssen, A., Prof. Dr. med.
  Barstraße 24a, D-1000 Berlin 31

Eggers, Ch., Prof. Dr. med.
  Klinik für Kinder- und Jugendpsychiatrie
  der Rheinischen Landes- und Hochschulklinik.
  Hufelandstraße 55, D-4300 Essen 1 (W)

Fahrig, H., Dr. med.
  Institut für Analytische Kinder- und
  Jugendlichenpsychotherapie.
  Posseltstraße 2, D-6900 Heidelberg (W)

Lehmkuhl, G., Prof. Dr. med. Dipl.-Psych.
  Klinik und Poliklinik für Kinder- und Jugendpsychiatrie
  der Universität zu Köln
  Joseph-Stelzmann-Straße 9, D-5000 Köln 41 (W)

Lehmkuhl, U., PD Dr. med. Dipl.-Psych.
  Abteilung für Kinder- und Jugendpsychiatrie
  an der Universität Heidelberg
  Blumenstraße 8, D-6900 Heidelberg (W)

Lempp, R., Prof. Dr. med.
  Hauptmannsreute 65, D-7000 Stuttgart 1 (W)

Martinius, J., Prof. Dr. med.
  Heckscher Klinik München, Heckscherstraße 4
  D-8000 München 40 (W)

Poustka, F., Prof. Dr. med.
  Abteilung für Kinder- und Jugendpsychiatrie
  der Universität Frankfurt
  Deutschordenstraße 50, D-6000 Frankfurt 71 (W)

Remschmidt, H., Prof. Dr. med. Dr. phil.
  Universitätsklinik für Kinder- und Jugendpsychiatrie
  Hans-Sachs-Straße 6, D-3550 Marburg (W)

Röpcke, B., Dipl.-Psych.
  Klinik für Kinder- und Jugendpsychiatrie
  der Rheinischen Landes- und Hochschulklinik
  Hufelandstraße 55, D-4300 Essen 1 (W)

Rudolf, G., Prof. Dr. med.
  Psychosomatische Klinik der Universität Heidelberg
  Thibautstraße 2, D-6900 Heidelberg (W)

Schmidt, M.H., Prof. Dr. med. Dr. phil.
  Kinder- und Jugendpsychiatrische Klinik am Zentralinstitut
  für Seelische Gesundheit, J5, D-6800 Mannheim 1 (W)

Schönfelder, Th., Prof. Dr. med.
  von Herslo-Weg 23, D-2000 Hamburg 61 (W)

Specht, F., Prof. Dr. med.
  Abteilung für Kinder- und Jugendpsychiatrie
  der Universität Göttingen, von Siebold-Straße 5
  D-3400 Göttingen (W)

Steinhausen, H.-Ch., Prof. Dr. med. Dr. phil.
  Psychiatrische Universitäts-Poliklinik für Kinder und
  Jugendliche
  Freie Straße 15, CH-8028 Zürich

Therapie und Therapieforschung in der Kinder- und Jugendpsychiatrie

H. Remschmidt

Therapien in der Kinder- und Jugendpsychiatrie

Der therapeutische Auftrag der Kinder- und Jugendpsychiatrie

Seit dem Jahre 1968 verfügt die Kinder- und Jugendpsychiatrie in der Bundesrepublik Deutschland über eine eigene Gebietsbezeichnung. Ihr Aufgabengebiet wurde in den Richtlinien der Bundesärztekammer wie folgt definiert:

"Die Kinder- und Jugendpsychiatrie umfaßt die Erkennung, nicht-operative Behandlung, Prävention und Rehabilitation bei psychischen, psychosomatischen und neurologischen Erkrankungen oder Störungen sowie bei psychischen und sozialen Verhaltensauffälligkeiten im Kindesalter".

Damit ist ein breites Aufgabenspektrum in der Therapie skizziert, das stets folgenden Gesichtspunkten Rechnung tragen muß:

- Dem entwicklungspsychologischen Aspekt: Bei allen kinder- und jugendpsychiatrischen Erkrankungen müssen Entwicklungsvorgänge und ihre Auswirkungen berücksichtigt werden. Denn sie bestimmen häufig die Symptomatik einer Störung und sind auch für die Therapie maßgebend.
- Dem Familienbezug: Die Familie oder familienähnliche Gemeinschaft ist die engste Bezugsgruppe des Kindes. Da Kinder stärker als Erwachsene von ihrer Umgebung abhängig sind, müssen sie und auch ihre Störungen in diesem Kontext gesehen werden.
- Der Bildungs- und Ausbildungssituation: Neben der Familie spielen Bildungs- und Ausbildungsinstitutionen (Kindergarten, Schule, andere Fördereinrichtungen) für die Entwicklung von Kindern eine außerordentlich wichtige Rolle. Daher müssen sie auch im Hinblick auf die Auslösung und Behebung von Störungen einbezogen werden.
- Den Risikofaktoren für Entwicklungsvarianten, Störungen und Erkrankungen: Da sich manche dieser Risikofaktoren (besonders solche im sozialen

Bereich) noch ändern lassen, sollten sie frühzeitig identifiziert und, soweit möglich, im Rahmen eines Behandlungsplanes eliminiert oder abgeschwächt werden.

- Den protektiven Faktoren und der Prävention: Die Kinder- und Jugendpsychiatrie ist dazu prädestiniert, präventiv wirksam zu werden. Denn bei rechtzeitigem Eingreifen ist es, gerade im Kindesalter, noch möglich, die Chronifizierung psychischer Erkrankungen zu vermeiden oder i.S. der Prävention einer Erstmanifestation vorzubeugen. In beiderlei Hinsicht hat in den letzten Jahren ein Umdenken insofern stattgefunden, als man in stärkerem Maße versucht, die protektiven Faktoren im einzelnen Patienten, seiner Familie und seinem Umfeld zu entdecken, um sie für die Behandlung nutzbar zu machen.
- Den Bewältigungsstrategien (Coping-Mechanismen): Die meisten psychisch kranken oder gestörten Kinder und Jugendlichen entwickeln derartige Bewältigungsstrategien. Es gilt, diese im Patienten und in der Familie zu entdecken, mit den Patienten weiterzuentwickeln und so für die Therapie nutzbar zu machen. Dieser Aspekt wird m.E. in unseren Behandlungseinrichtungen noch nicht hinreichend genutzt. Er ist aber von großer Bedeutung, nicht zuletzt deshalb, weil man hier bereits an "Lösungswegen" anknüpfen kann, die vom Patienten selbst "entdeckt" wurden.

Mit der Einbeziehung dieser Gesichtspunkte ist zugleich die derzeitige Entwicklungsphase unseres Faches erreicht, dessen historische Entwicklung Leo Kanner wie folgt beschrieben hat:

"In der ersten Phase unseres Fachgebietes dachte man 'über das Kind nach', in der zweiten Phase arbeitete man 'an Kindern', in der dritten arbeitete man 'für Kinder', in der vierten arbeitete man 'mit dem Kind', und für die heutige Epoche können wir hinzufügen, arbeitet man 'mit dem Kind *und* seiner Familie'.

In dieser historischen Kennzeichnung zeigt sich ein fortschreitender Emanzipationsprozeß des Kindes, aber auch einer Fachdisziplin, auf die das Kind, sofern es seelisch·krank oder gestört ist, ein Anrecht hat. Dieses Anrecht kann auch formal aus dem fünften Prinzip der WHO-Deklaration über die Rechte des Kindes abgeleitet werden, wo es heißt: "Ein Kind, das körperlich, seelisch oder sozial behindert ist, soll diejenige besondere Behandlung, Erziehung und Fürsorge erhalten, die sein Zustand und seine besondere Situation erfordern."

Gesichtspunkte zur Indikationsstellung therapeutischer Maßnahmen

An die in der Kinder- und Jugendpsychiatrie angewandten Behandlungsmethoden müssen folgende grundlegende Anforderungen gestellt werden (Remschmidt 1982, 1988):

- Sie müssen dem jeweiligen Störungsmuster angemessen sein (Grundsatz der Spezifität). Dies bedeutet, daß verschiedene psychiatrische Störungen bei Kindern und Jugendlichen mit unterschiedlichen Methoden behandelt werden bzw. behandelbar sind. Die Spezifität der Methoden im Hinblick auf die Störungen ist jeweils relativ. Welche Methode angewandt wird, richtet sich vielfach nach der Praktikabilität und der Wirksamkeit.
- Sie müssen Modifikationen auf verschiedenen Altersstufen erlauben (Grundsatz der alters- und entwicklungsbezogenen Abwandlung).
- Sie müssen in der Durchführung variabel und in unterschiedlichen Settings praktikabel sein, z.B. im stationären Bereich, in der Ambulanz oder als "home treatment" (Grundsatz der Variabilität und Praktikabilität).
- Ihre Wirksamkeit sollte nachgewiesen sein, möglichst im Vergleich zu anderen Behandlungsmethoden (Grundsatz der Evaluation und der Effektivitätsprüfung). Dieser Grundsatz gilt sowohl für die somatischen Behandlungsmethoden als auch für die Psychotherapie. Was letztere betrifft, so gibt es bislang noch wenige aussagekräftige und methodisch ausgereifte Untersuchungen.

Leider sind diese Anforderungen bei einer großen Zahl bereits praktizierter Behandlungsmethoden nicht oder noch nicht verwirklicht.

Klassifikation der Behandlungsmethoden

Die in der Kinder- und Jugendpsychiatrie gebräuchlichen Behandlungsmethoden lassen sich nach verschiedenen Gesichtspunkten klassifizieren, z.B. nach der angewandten Behandlungs*methode* (z.B. Psychopharmakotherapie, funktionelle Übungsbehandlung, Verhaltenstherapie, Psychoanalyse), nach dem jeweiligen *Setting und den Behandlungsbedingungen* (z.B. individuumzentrierte Therapie, Familientherapie oder ambulante, stationäre, teilstationäre Therapie) und nach den *Störungsmustern*, die behandelt werden sollen (z.B. Angstsyndrome, Zwangssyndrome, schizophrene Psychosen).

In Abbildung 1 ist diese Dreiteilung wiedergegeben. Sie verdeutlicht, daß im Hinblick auf ein bestimmtes Störungsmuster eine bestimmte Methode in einem festzulegenden Setting angewandt werden kann. Welche Methode in

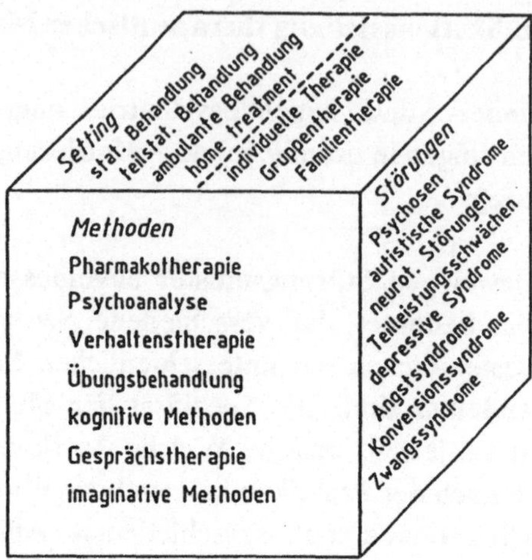

Abb. 1. Klassifikation von Behandlungsmethoden

welchem Setting durchgeführt wird, sollte im Idealfall nach Maßgabe der empirisch erwiesenen Wirksamkeit bestimmt werden.

Für die Bedürfnisse der Praxis hat sich eine Einteilung nach dem Setting oder den Therapiemodalitäten als zweckmäßig erwiesen.

Unter diesem Gesichtspunkt unterscheiden wir *individuumzentrierte* von *familien-* und *gruppenzentrierten Methoden*. Die zuletzt genannten Kategorien beziehen sich vorwiegend auf die Psychotherapie, die zuerst genannte schließt auch somatische Behandlungsmethoden mit ein.

Individuumzentrierte Methoden: Zu ihnen zählen alle Verfahren, die schwerpunktmäßig am einzelnen Patienten durchgeführt werden. Hierzu gehören neben der Behandlung mit verschiedenen Psychopharmaka psychotherapeutische Behandlungsmethoden wie die psychoanalytisch orientierte Therapie, die Verhaltenstherapie, funktionelle Übungsbehandlungen (z.B. Wahrnehmungstraining, psychomotorische Übungsbehandlung), kreative Methoden (z.B. katathymes Bilderleben, Musiktherapie) und kognitive Therapieansätze, die z.T. sehr verschiedenen theoretischen Richtungen angehören. Individuumzentrierte Behandlungsmethoden haben ein nahezu universelles Indikationsgebiet. Es ist nicht möglich, im Rahmen dieser kurzen Einführung auf die Vielfalt der Indikationen einzugehen. Es seien hier nur einige Grundsätze angeführt:

Zunächst muß festgehalten werden, daß zwischen den einzelnen angeführten Methoden keine grundsätzliche Unvereinbarkeit vorliegt. Sie können durchaus kombiniert werden. Die Zeiten, in denen psychoanalytisches Vorgehen und lerntheoretische Therapieverfahren für unvereinbar gehalten wurden, sind vor-bei, seit man weiß, daß alle Veränderungen letztlich auf Lern- und Umorientierungsprozessen beruhen (Porter 1968, Sloane et al. 1981).

Dennoch ist das *psychoanalytische* Vorgehen dort besonders geeignet, wo eine ausreichende Differenzierung des Patienten vorhanden ist und die Symptomatik weniger umschrieben, sondern eher diffus verteilt ist (z.B. Individuationskrisen, Zwangssymptomatik, Angstneurosen).

Die *Verhaltenstherapie* hat ihre Domäne im Bereich habitueller , d.h. aufgrund abnormer Gewohnheitsbildung entstandener Symptome und bei umschriebenen Störungsmustern. Beispiele hierfür sind die Enuresis, habituelle Verhaltensweisen (Nägelbeißen, Haareausreißen, Jactatio, Tics), Phobien, manche psychosomatische Erkrankungen (z.B. psychogene Eßstörungen, z.T. Anorexia nervosa) und eine Vielzahl von Störungen, bei denen mit Hilfe der Verhaltensmodifikation bestimmte Symptome behandelt werden, ohne daß die Grundkrankheit behoben wird (z.B. Verhaltensmodifikation bei autistischen Syndromen, Oligophrenien oder Schizophrenien).

Groß ist auch das Indikationsgebiet der *funktionellen Übungsbehandlungen*. Bei ihnen geht es vorwiegend um die Therapie umschriebener Ausfälle (z.B. Legasthenie, Rechen-, Wahrnehmungs- und Konzentrationsstörungen) und um das Aufholen von Entwicklungsdefiziten bzw. Retardierungen (z.B. in der motorischen und der Sprachentwicklung). Funktionelle Übungsbehandlungen haben auch eine Reihe sehr erwünschter Auswirkungen auf andere Bereiche, die nicht primär als Indikationsgebiet angesehen werden. So kann z.B. über eine Aktivierung psychomotorischer Abläufe das emotionale und soziale Verhalten in z.T. erheblichem Ausmaß gefördert werden.

Kreative Behandlungsmethoden werden überall dort eingesetzt, wo aufgrund des Lebensalters und des Entwicklungsstandes oder aufgrund der Störung des Patienten ein direkter Zugang über eine verbale Psychotherapie nicht oder nur schwer möglich ist. Dies bezieht sich vor allem auf die im Vorschulalter bzw. in den ersten Schuljahren angewandten, z.T. sehr unterschiedlichen Formen der Spieltherapie. Kreative Methoden haben sich ferner bei kontaktgestörten Kindern und Jugendlichen, aber auch bei sehr stark intellektualisierenden Adoleszenten außerordentlich bewährt. Sie lassen sich ebenfalls mit großem Erfolg bei Psychosen des Kindesalters oder in der Adoleszenz als zusätzliche Behandlungsmethoden neben der medikamentösen Therapie einsetzen. Dies gilt insbesondere für die Musiktherapie.

Kognitive Therapieansätze (Einsichtstherapien) haben ihr Hauptindikationsgebiet bei neurotischen Störungen. Sie erleben z.Zt. einen großen Aufschwung, insbesondere bei depressiven Erkrankungen. Auch hinsichtlich ihrer Evaluation sind Fortschritte erzielt worden.

Familienzentrierte Behandlungsmethoden: Im weitesten Sinne gehören hierzu die Familienberatung (Elternberatung), psychodynamisch orientierte Familientherapien, verhaltensorientierte Methoden, die kinderzentrierte Familientherapie und verschiedene Behandlungsmethoden des "home treatment" (Behandlung im Milieu).

Es steht außer Zweifel, daß die familienzentrierten Psychotherapie-methoden zu einer wesentlichen Bereicherung im Behandlungsspektrum geführt haben. Sie haben vielfach zu einem neuen Verständnis psychischer Störungen und Erkrankungen beigetragen. Zugleich muß aber auch darauf hingewiesen werden, daß die Indikation zu einem familienzentrierten Vorgehen sorgfältig unter Abwägung des jeweiligen Störungsmusters und der Gesamtsituation gestellt werden muß. Hier hat sich der Therapeut vor allem zwei Fragen zu stellen:

- Steht die Störung des Kindes direkt oder indirekt im Zusammenhang mit dem Verhalten seiner Eltern oder der Familie im weiteren Sinne? Diese Frage läßt sich i. allg. nach sorgfältiger Anamnese und Diagnostik entscheiden, wenn man sich auf nachweisbare Zusammenhänge konzentriert.
- Wie stabil ist das Familiengleichgewicht, und wie weit kann man in der Aufdeckung der Familienproblematik gehen? Die zweite Frage zielt auf den Grundsatz ab, daß der Therapeut nur das in Angriff nehmen darf, was er voraussichtlich auch bewältigen kann. Es ist unverantwortlich, ein gewachsenes Familiengefüge (auch wenn es neurotisch strukturiert ist) aufzubrechen ohne die Bereitschaft, im Rahmen einer längerfristigen Behandlung die daraus resultierenden Konsequenzen aufzufangen und zum Behandlungsgegenstand zu machen.

Die Kinder- und Jugendpsychiatrie ist hinsichtlich ihrer Vorgehensweise schon immer familienzentriert gewesen. In keinem anderen Fachgebiet hat die Familie je diese Rolle gespielt. Es wird in Zukunft aber darauf ankommen, jene familienzentrierten Behandlungsmethoden aufzugreifen und fortzuentwickeln, die auf bewährten Prinzipien beruhen und die vorwiegend von der Störung des Kindes ausgehen, weshalb wir auch von der kinderzentrierten Familientherapie sprechen.

Gruppenzentrierte Behandlungsmethoden: Zu ihnen zählen offene Gruppenpsychotherapien (analytischer oder nichtanalytischer Vorgehensweise), zielgerichtete Gruppenpsychotherapien (z.B. Selbstbehauptungstraining, Gruppentherapie bei kontaktgestörten oder aggressiven Kindern), autogenes Training in Gruppen, die Gruppenspieltherapie und Elterngruppen verschiedener Zielrichtungen.

Die Gruppenbehandlungen haben längst Eingang in den therapeutischen Alltag gefunden. Sie haben sich in folgenden Bereichen bewährt: als offene Gruppenpsychotherapie in der Adoleszenz (bei sehr verschiedenen Störungen, insbesondere bei den häufigen Identitätskrisen), als zielgerichtete Gruppentherapien bei kontaktgestörten Jugendlichen, aber auch bei sehr aggressiven und ungesteuerten Kindern. Gruppenspieltherapien im Kindesalter sind bei einer Vielzahl von Störungen angebracht, ebenso das autogene Training, bei dem man eher die *Kontraindikationen* als die Indikationen erwähnen sollte. Solche sind: hypochondrische Befürchtungen und übermäßige Somatisierungstendenzen, zu junge Kinder (wirksame Anwendung erst nach dem 8. Lebensjahr) sowie Gruppenunfähigkeit aus verschiedenen Gründen (z.B. bei schweren Angstzuständen und aggressiven Verhaltensweisen).

Grundsätze zur Indikationsstellung

Im folgenden sind einige wichtige Grundsätze beschrieben, die bei jeder Indikationsstellung für eine Behandlungsmethode bedacht werden müssen.

Sorgfältige Diagnostik vor dem Stellen einer Therapieindikation: Es ist eigentlich selbstverständlich, daß die erste Voraussetzung für die Abwägung der Therapieindikation eine sorgfältige Diagnostik ist. Sie muß ärztlicherseits erfolgen, durch psychologische Zusatzuntersuchungen ergänzt werden und bereits auf eine mögliche Behandlung ausgerichtet sein. Letzteres wird häufig mit dem Begriff der *therapierelevanten Diagnostik* umschrieben. Vielfach wird der psychiatrischen Diagnostik vorgeworfen, sie stehe kaum im Zusammenhang mit der später erfolgenden Therapie. Heute wird jedoch in vielen Kliniken der Tatsache Rechnung getragen, daß neben der klinisch-psychiatrischen Diagnose auch jene Elemente mit erfaßt werden, die für die Formulierung von Therapiezielen wichtig sind (z.B. Entwicklung, Intelligenz, Familiensituation). Dieser Notwendigkeit tragen auch manche Klassifikationsschemata Rechnung. Im Multiaxialen Klassifikationsschema für kinder- und jugendpsychiatrische Erkrankungen werden diese Bereiche systematisch erfaßt (Remschmidt u. Schmidt 1986).

Differentielle Anpassung der Therapiemodelle an das Störungsmuster: Kinder- und jugendpsychiatrische Therapie muß auf verschiedene Methoden zurückgreifen können. Die Indikation erfolgt im Idealfall nach Maßgabe des empirischen Wissens über die Wirksamkeit einer Behandlungsform. Leider ist diese Forderung im Hinblick auf viele Störungen und Behandlungsmethoden bzw. ihre jeweilige Zuordnung noch nicht erfüllt. An zwei Beispielen läßt sich das Prinzip jedoch verdeutlichen: so werden monosymptomatische Phobien und Tierphobien am besten verhaltenstherapeutisch behandelt. Die Erfolge sind nachgewiesen und empirisch abgesichert (Rachman u. Bergold 1970). Individuationskrisen in der Adoleszenz wird man aber nicht verhaltenstherapeutisch, sondern eher psychoanalytisch orientiert behandeln, da ihre Symptome sehr uneinheitlich und zugleich umfassender sind, so daß ein lerntheoretischer Zugang zumindest sehr schwierig ist (Remschmidt 1978).

Abstimmung aller Therapiemaßnahmen auf Alter und Entwicklungsstand: Diese sehr einleuchtende Forderung ist im praktischen Vorgehen oft schwer zu erfüllen. Jeder Therapeut muß sich aber Gedanken darüber machen, ob die von ihm in Aussicht genommene Behandlungsmethode dem Alter und Entwicklungsstand seines Patienten angemessen ist.

Sorgfältige Abwägung des jeweils besten Settings (Therapiemodalitäten) für die Therapie: Unter "Setting" (Therapiemodalität) verstehen wir den Rahmen, in dem die Behandlung am besten und wirkungsvollsten durchgeführt wird. Es geht dabei um die Entscheidung über ambulante oder stationäre Therapie, Therapie im häuslichen Milieu (home treatment), individuumzentrierte, familienzentrierte oder gruppenzentrierte Verfahren. Auch diese Fragen sollten stets nach zwei Gesichtspunkten abgeklärt werden:

- nach dem empirischen Wissen über die Wirksamkeit der einzelnen Methoden und
- nach der Möglichkeit, mit dem Kind und der Familie eine adäquate therapeutische Beziehung herzustellen.

Es ist nicht möglich, im Rahmen dieser Übersicht die Indikationskriterien für die verschiedenen Behandlungsmodalitäten zu beschreiben. Es soll lediglich auf die Behandlung im häuslichen Milieu (home treatment) eingegangen werden, weil diese Behandlungsform hierzulande noch relativ neu ist und zu Unrecht so selten praktiziert wird. Dies hängt wiederum damit zusammen, daß es bislang keine verbindliche Kostenregelung gibt.

Für diese Behandlungsform, die in gewissen Fällen sowohl stationäre als auch teilstationäre Therapien ersetzen kann, sind zunächst gewisse äußere Rahmenbedingungen Voraussetzung (Eisert et al. 1985):

- Wenigstens eine Bezugsperson muß zu konstanten Zeiten zu Hause sein.

- Die Räumlichkeiten sollten so sein, daß der Therapeut einen Platz findet, ohne die übrige Familie zu behindern.
- Ein Mindestmaß an Struktur muß vorhanden sein.
- Die Entfernung darf nicht zu groß sein (Fahrzeit nicht mehr als 30 - 40 min).

Darüber hinaus muß die Kooperationsbereitschaft der Eltern gegeben sein, das Eltern-Kind-Verhältnis darf nicht zu sehr belastet sein, und die Eltern müssen eine gewisse Gewähr dafür bieten, daß die abgesprochenen Behandlungsmaßnahmen auch dann fortgeführt werden, wenn der Therapeut nicht anwesend ist.

Schließlich muß darauf hingewiesen werden, daß "home treatment" nur sinnvoll durchgeführt werden kann, wenn eine leistungsfähige Institution mit ambulanten, stationären und teilstationären Möglichkeiten im Hintergrund steht. Denn bei dem nicht seltenen Übergang von einer Behandlungsmodalität zur anderen sind auf diese Weise am wenigsten Schwierigkeiten zu erwarten. Was das Krankheitsspektrum betrifft, so konnte gezeigt werden, daß unter bestimmten Bedingungen (klar definierte Patientengruppen, Sicherstellung der Kooperation mit der Familie, angemessener Schweregrad der Störung) "home treatment" durchaus als echte Alternative für eine stationäre Behandlung oder eine tagesklinische Behandlung angesehen werden kann (Remschmidt u. Schmidt 1988; Remschmidt et al. 1988). Allerdings sind diese Bedingungen nur bei rund 10 - 15 % der Patienten der Inanspruchnahmepopulation einer Universitätsklinik gegeben bzw. herstellbar. In die erwähnte Evaluationsstudie wurden Patienten mit folgenden Diagnosen einbezogen: Neurosen (ICD 300), Anorexie (307.1), Enuresis (307.6), Enkopresis (307.7), Eßstörungen (307.5), Störungen des Sozialverhaltens (312), Störungen des Sozialverhaltens mit emotionalen Störungen (312.3), emotionale Störungen (313), emotionale Störungen mit Beziehungsschwierigkeiten (313.3) und hyperkinetisches Syndrom (314).

Kontraindikationen für eine Behandlung im häuslichen Milieu liegen in der Notwendigkeit einer stationären Aufnahme oder in der Überlegenheit stationärer Behandlungsmöglichkeiten. Trotz ermutigender Vorerfahrungen (Reimer 1983; Remschmidt u. Schmidt 1988) hat diese Behandlungsmethode ihre Bewährungsprobe noch nicht bestanden.

Integration verschiedener Behandlungsmaßnahmen in einen Therapieplan: In der kinder- und jugendpsychiatrischen Therapie kommt man in der Regel nicht damit aus, eine einzige Behandlungsmaßnahme bei einer bestimmten Störung durchzuführen. Vielmehr entstehen schon durch die Berücksichtigung des familiären und schulischen Umfeldes meist eine Vielzahl von Einzelmaßnahmen, die auf ein Therapieziel hin koordiniert und strukturiert werden müssen. Diesem Ziel dient ein Therapieplan. Therapiepläne sind am besten im Rahmen der stationären Behandlung erprobt. Es ist aber erforderlich, daß sie ebenso im ambulanten, im teilstationären Bereich und im Rahmen des "home treatment" erstellt, durchgeführt und nach Maßgabe des Therapieverlaufes auch modifiziert werden. Die Erstellung des Therapieplanes hat auch für den Therapeuten eine große Bedeutung im Sinne einer Klärung und Übersichtlichkeit des therapeutischen Vorgehens.

Im stationären Bereich wird nach abgeschlossener Diagnostik ein Therapieplan erstellt, der den einzelnen Mitarbeitern ihren Aufgabenbereich zuweist und den zeitlichen Ablauf der Therapieschritte möglichst exakt regelt. Die bei der Durchführung dieses Plans auftauchenden Schwierigkeiten werden regelmäßig besprochen und führen vielfach zu seiner Modifikation. Eine reibungslose Zusammenarbeit ist in diesem Sinne erst möglich, wenn ein Stationsteam sich auf einheitliche Grundsätze geeinigt hat und die Effektivität von Therapiemethoden nicht allein an ihrem theoretischen Anspruch, sondern auch an ihrer Durchführbarkeit und Wirksamkeit mißt.

Bei der Durchführung stationärer Therapien kommt der Gestaltung eines therapeutischen Klimas daher eine große Bedeutung zu. Zu diesem Zweck ist eine zusätzliche bzw. begleitende Weiterbildung aller Mitarbeiter der Station notwendig, die zwei Gesichtspunkten Rechnung tragen muß:

- einmal der Vermittlung von fachlichen Kenntnissen mit dem Ziel, ein besseres Verständnis für das Verhalten des Patienten zu erreichen,
- zum anderen der Erzielung eines besseren Einblicks in die eigenen Verhaltens- und Reaktionsweisen, besonders in emotionaler Hinsicht.

Schließlich ist für das Funktionieren eines therapeutischen Teams ein einheitlicher Stationsstil und ein lückenloser Informationsfluß über die Ereignisse auf der Station notwendig (Remschmidt et al. 1974).

In Tabelle 1 sind die Grundzüge eines Therapieplanes für den stationären Bereich wiedergegeben.

Tabelle 1. Grundzüge eines Therapieplanes für die stationäre Behandlung. (Aus Remschmidt 1988)

Therapieplan

I. Symptomatik, Probleme des Patienten

  1. Aus der Sicht der Eltern/Sorgeberechtigten

  2. Aus eigener Sicht (individuelle Rangfolge des Leidensdrucks,

    abschätzbare Therapiemotivation gegenüber einzelnen Symptomen oder Problemen)

II. Verhalten des Patienten auf der Station

III. Vorläufige Diagnose, Beurteilung der Problematik

IV. Therapieziele

  1. Für den Patienten

  a) Hauptsymptomatik

  b) Verhaltensänderungen gegenüber Erwachsenen

  c) Verhaltensänderungen gegenüber Mitpatienten

  d) Verhaltensänderungen gegenüber den Eltern

  e) Verhaltensänderungen in der Schule

  f) Änderungen der Selbstwerteinschätzung, des Selbstwertgefühls

  2. Ziele in der Arbeit mit den Eltern

V. Therapiemaßnahmen

  1. Für den Patienten

  a) Psychotherapie durch Arzt/Psychologen

  b) Verhalten des Personals

  - allgemein

  - gegenüber speziellen Symptomen, Problemen

  c) Aktivitäten und Verhaltensmöglichkeiten auf der Station

  d) Krankengymnastik

  e) Beschäftigungstherapie und funktionelle Übungsbehandlung

  f) medikamentöse Behandlung

  g) Schule

  h) sonstige, z.B. soziale Maßnahmen

VI. Kontaktaufnahme mit Außenstehenden (Jugendamt, Schule etc.)

VII. Zeitplanung

  1. Voraussichtliche Dauer der diagnostischen Maßnahmen

  2. Voraussichtliche Dauer der therapeutischen Maßnahmen

  a) kurzfristige Maßnahmen (stationärer Aufenthalt)

  b) mittelfristige Maßnahmen (Zeitraum etwa 1 Jahr)

  c) langfristige Maßnahmen (Zeitraum etwa 3 Jahre)

Therapieforschung in der Kinder- und Jugendpsychiatrie

Es bedarf keiner besonderen Begründung, warum Therapieforschung in der Kinder- und Jugendpsychiatrie, wie auch in allen anderen medizinischen Fachgebieten, notwendig ist. Selbstverständlich gilt die Forderung nach einer effektiven Therapieforschung auch für alle Therapeuten in anderen Fachgebieten. Therapieforschung ist nicht in erster Linie aus ökonomischen Gründen erforderlich, sondern aus ethischen Gründen. Denn jeder Patient und seine Familie haben Anspruch auf diejenige Behandlungsmethode, die nach dem derzeitigen Wissensstand für die betreffende Erkrankung die jeweils wirksamste ist. Dies kann man aber nur wissen, wenn verschiedene Behandlungsmethoden vergleichend untersucht worden sind. In dieser Hinsicht unterscheidet sich die Kinder- und Jugendpsychiatrie nicht grundsätzlich von anderen medizinischen Fachgebieten. Therapieforschung ist aber noch aus ganz anderen Gründen notwendig: Nur mit ihrer Hilfe ist der Therapeut bzw. die therapeutische Einrichtung in der Lage, sich wirklich Rechenschaft zu geben über das, was in der Behandlung geschieht und was dem Patienten, seiner Familie, aber auch den Therapeuten zugemutet werden kann und muß.

Es ist nicht möglich, im folgenden eine umfassende Darstellung der Therapieforschung in der Kinder- und Jugendpsychiatrie zu geben. Statt dessen wird beispielhaft auf verschiedene Bereiche der Therapieforschung und ihre Probleme eingegangen. Dabei sind mindestens folgende Bereiche zu beachten: 1. die Versorgungsforschung bzw. Versorgungsepidemiologie, 2. die Evaluation biologischer Behandlungsmethoden, 3. die Evaluation psychotherapeutischer Behandlungsmethoden, 4. die Evaluation von Therapie-*programmen* und 5. die Frage nach dem Zusammenhang zwischen Therapiewirkung und dem Langzeitverlauf. Auf alle diese Gesichtspunkte soll im folgenden eingegangen werden.

Versorgungsforschung - Versorgungsepidemiologie

Die Versorgungsforschung ist die allgemeinste Form der Therapieforschung. Sie fragt nicht in erster Linie nach der Wirksamkeit spezifischer Behandlungsmaßnahmen, sondern stellt eine Reihe allgemeinerer Fragen, deren Beantwortung aber für den Einsatz spezieller therapeutischer Methoden erst die Voraussetzung darstellt. Solche Fragen sind:

- Wie häufig sind psychische Störungen und Erkrankungen in der Population von Kindern und Jugendlichen bis zum 18. Lebensjahr?

- Wie viele der psychisch auffälligen oder erkrankten Kinder und Jugendlichen suchen Behandlungseinrichtungen auf?
- Welche Behandlungseinrichtungen suchen sie auf?
- Wodurch wird das Inanspruchnahmeverhalten der Patienten und ihrer Eltern beeinflußt?
- Spielt z.B. die Gemeindenähe eine Rolle, die Existenz oder Nicht-Existenz spezieller Einrichtungen, die soziale Schicht und der Bildungsgrad der Eltern usw.?
- Von welchen Faktoren ist die Behandlungsdauer abhängig?
- Wie läßt sich der Behandlungsbedarf definieren?
- Wieviele Patienten bleiben unbehandelt, obwohl ein Behandlungsbedarf besteht?

Die Zahl der Fragen ließe sich zwanglos vermehren. Es handelt sich durchweg um grundsätzliche und sehr wichtige Fragen, denn das beste Therapieprogramm ist wertlos, wenn es die Patienten und ihre Familien nicht erreicht.

Zu all diesen Fragen konnten wir in den letzten Jahren, unterstützt durch das Modellprogramm Psychiatrie der Bundesregierung, aber auch durch zahlreiche Drittmittelprojekte, umfangreiche Daten erheben. Anhand dieser Daten sollen einige der oben gestellten Fragen beantwortet werden.

Evaluation der Versorgung psychisch auffälliger und kranker Kinder in drei Landkreisen: Im Rahmen des Modellprogramms Psychiatrie der Bundesregierung hatten wir die seltene Gelegenheit, innerhalb eines Einjahreszeitraumes eine nahezu vollständige kinder- und jugendpsychiatrische Inanspruchnahmepopulation zu untersuchen. Es handelte sich um insgesamt 3280 Patientinnen und Patienten, die im Zeitraum dieses Jahres (vom 1.7.1983 - 30.6.1984) eine Behandlungs- oder Beratungseinrichtung innerhalb dieser drei Landkreise aufgesucht hatten. Erfaßt wurden insgesamt 37 Einrichtungen (z.B. Frühberatungsstellen, Erziehungsberatungsstellen, kinder- und jugendpsychiatrische Praxen, Polikliniken, Nervenarztpraxen usw.) (genauere Angaben bei Remschmidt u. Walter 1989 sowie bei Remschmidt et al. 1990a). Durch die Berücksichtigung auch außerhalb der Region gelegener Einrichtungen konnten praktisch eine Grundgesamtheit erhoben und die Daten bevölkerungsbezogen ausgewertet werden.

Bezüglich der Versorgungslage war festzustellen, daß eine angemessene ambulante Versorgung nur im Landkreis Marburg-Biedenkopf gegeben war. In diesem Kreis fand sich auch die höchste Rate ambulanter und stationärer Inanspruchnahme. Mit 3,9 % blieb sie jedoch hinter den bekannten Prävalenzraten epidemiologischer Untersuchungen zurück. Mit zunehmender Entfernung zwischen Wohnort und Standort der klinischen Einrichtungen nahmen

die stationären Inanspruchnahmeraten ab unter gleichzeitiger Zunahme der
Behandlungsdauer. Patienten, die nicht gemeindenah versorgt wurden, waren
zum Zeitpunkt der stationären Aufnahme im Durchschnitt um ein Jahr älter,
hatten schwerwiegendere psychiatrische Diagnosen und wurden rund doppelt
so lang behandelt wie jene, die aus den Landkreisen mit vorhandenen ambulanten kinder- und jugendpsychiatrischen Angeboten kamen.

Die Einzelauswertung der Diagnosendokumentation ergab, daß rund 39 % der Patienten nicht an
einem klinisch-psychiatrischen Syndrom, sondern an einer Entwicklungsstörung bzw. an einer
organischen Erkrankung litten. Unter den psychiatrischen Syndromen standen Neurosen und
emotionale Störungen (zusammengenommen) mit 23,2 % an der Spitze, gefolgt von speziellen
Symptomen und Syndromen (ICD 307) mit 16,7 % und Störungen des Sozialverhaltens mit
12,3 %. Psychosen machten 5,6 % der Patienten, hyperkinetische Syndrome 3,5 % aus. An
umschriebenen Entwicklungsrückständen (umschriebene Lese-Rechtschreibschwäche, umschriebene Rechenschwäche, umschriebene Störungen der Sprech- und Sprachentwicklung, der motorischen Entwicklung usw.) litten rund 30 % aller Patienten. Eine Diagnose auf der 4. Achse
(körperliche Erkrankungen) erhielten rund 50 % der Patienten.

Diese Ergebnisse zeigen sehr deutlich, wie therapeutische Möglichkeiten auch
von verschiedenen außertherapeutischen Rahmenbedingungen abhängig sind.
Daraus lassen sich natürlich Schlußfolgerungen im Hinblick auf eine stärkere
Realisierung der Gemeindenähe ableiten. Sie lauteten für uns:

- Einrichtung mobiler Dienste, die die Möglichkeit haben, zu Kindergärten,
  Familien, Schulen und anderen Einrichtungen zu fahren, um an Ort und
  Stelle zu beraten und zu helfen. Die Evaluation unseres mobilen Dienstes
  hat z.B. erbracht, daß die Patienten im Vergleich zu den ambulanten und
  stationären im Durchschnitt um ein Jahr früher erreicht werden und daß
  ehemals stationäre Patienten durch die Nachbetreuung deutlich seltener
  rückfällig werden.
- Förderung gemeindenaher Betreuungs- und Behandlungsformen durch das
  Abhalten von Sprechstunden in verschiedenen Gemeinden der Landkreise
  und durch die Praktizierung der Behandlung im natürlichen Milieu (home
  treatment), wo immer dies möglich ist.

Unser mobiler kinder- und jugendpsychiatrischer Dienst ist bestrebt - und dies
gehört zu seinem therapeutischen Auftrag -, nur in dringlichen Fällen eine stationäre Einweisung vorzunehmen. Dies haben wir nun über 9 Jahre objektiviert. Die stationäre Einweisungsrate des Dienstes bewegt sich konstant zwischen 5 und 6 % aller Patienten pro Jahr (Remschmidt et al. 1986; 1990b).

Abschätzung des Behandlungsbedarfs in einer repräsentativen Feldstichprobe: Unsere Erhebungen im Rahmen des Modellprogramms Psychiatrie konzentrierten sich durchweg auf Inanspruchnahmepopulationen. Die Frage der wahren Prävalenz psychischer Störungen und Erkrankungen konnte auf diese Weise nicht geklärt werden. Auch waren verschiedene Fragen bezüglich Angebot und Nachfrage sowie bezüglich des Effektes verschiedener selektiv wirksamer Merkmale auf die Inanspruchnahme von kinder- und jugendpsychiatrischen Einrichtungen nicht umfassend zu objektivieren. Schließlich können auch Untersuchungen an Inanspruchnahmepopulationen nicht die Anzahl unbehandelter, aber behandlungsbedürftiger Patienten eruieren. Diesem Ziel diente ein weiteres Projekt, das wir in den Jahren 1986/87 in der ehemaligen Modellregion durchführten und das vom BMJFFG finanziert wurde.

Es wurden zwei Stichproben untersucht: eine repräsentative Population von 1969 Schülern im Alter von 6 - 17 Jahren sowie ein Kollektiv von 404 Patienten kinder- und jugendpsychiatrischer Einrichtungen der Universitätskliniken Marburg, Göttingen und Mannheim. Als Instrument diente die Child Behavior Checklist von Achenbach u. Edelbrock (1983), mit der alle Eltern befragt wurden. Die Überprüfung der Reliabilität und Validität der Fragebogen lieferte zufriedenstellende Ergebnisse, die absolut mit den bisherigen Daten dieses international viel angewandten Untersuchungsinstrumentes übereinstimmten.

Die Falldefinition basierte auf den von den Eltern angegebenen Symptomen, die nach Maßgabe eines Expertenratings als behandlungsbedürftig anzusehen waren. Das Kriterium "Behandlungsbedürftigkeit" wurde bei zwei solcher kritischer Items, die durch eine Gruppe erfahrener Kinderpsychiater und klinischer Psychologen eingeschätzt wurden, festgesetzt. Danach zählten insgesamt 12,7 % der Schülerstichprobe (n = 251 von n = 1969) als beratungs- bzw. behandlungsbedürftig.

Jedoch befanden sich nur 3,3 % aller Schüler (n = 64 von n = 1969) realiter wegen einer psychiatrischen Symptomatik oder eines Entwicklungsrückstands in Behandlung, davon etwa die Hälfte in nichtpsychiatrischen medizinischen Einrichtungen. Von den nach unseren Kriterien definierten Fällen (n = 251) wurden insgesamt nur 31 (12,4 %) behandelt. Diese Ergebnisse widerlegen eindeutig die Hypothese der Bedarfsweckung, denn die relativ gute kinder- und jugendpsychiatrische Versorgung in der ehemaligen Modellregion Marburg-Biedenkopf hat nicht einmal zu einer Abdeckung des realen Behandlungsbedarfs geführt.

Zum Nachweis von Selektionseffekten wurden Verteilungsunterschiede zwischen behandelten Probanden (Patienten) und unbehandelten Schülern geprüft. In beiden Gruppen wurden nur diejenigen Kinder berücksichtigt, die das

Fallkriterium der Behandlungsbedürftigkeit erfüllt hatten. Dabei ergab sich folgendes:

- Das Geschlecht und der Ausländerstatus erwiesen sich nicht als selektiv wirksam, hingegen das Lebensalter und die soziale Schicht. Jüngere Kinder waren im Patientenkollektiv überrepräsentiert, die Behandlungsbereitschaft nahm mit dem Lebensalter ab. Psychisch auffällige Kinder der oberen sozialen Schichten wurden häufiger behandelt als solche der unteren sozialen Schichten.
- Die Symptomprävalenz korrelierte mit dem Alter, der sozialen Schicht, dem Schultyp und dem Ausländerstatus. In Abhängigkeit vom Schultyp wurden die niedrigsten Prävalenzraten bei Realschülern und Gymnasiasten ermittelt, die höchsten bei Schülern der Sonder- und Hauptschule sowie der Förderstufe.
- Beim Vergleich zwischen Jungen und Mädchen zeigte sich die bekannte Geschlechterverschiebung ab der Pubertät zumindest in der Tendenz: die Altersgruppe der 14- bis 17-jährigen Mädchen war deutlich auffälliger als die gleichaltrigen Jungen. In den jüngeren Jahrgängen dominierten hingegen (erwartungsgemäß) die Jungen.

Für uns resultieren aus diesen Ergebnissen zumindest drei Schlußfolgerungen:

- Ausbau der gemeindenahen Angebote. Befürchtungen, wonach eine Überversorgung oder Bedarfsweckung erfolgt, sind nach unseren Ergebnissen unbegründet. Selbst in den überdurchschnittlich ausgestatteten Landkreisen der ehemaligen Modellregion Marburg und der umliegenden Landkreise erreichte die Inanspruchnahme nur 3,3 % und dies unter Berücksichtigung der in nichtpsychiatrischen, medizinischen Institutionen behandelten Kinder. Dem steht eine empirisch ermittelte Bedarfsrate von 12,7 % gegenüber.
- Nichtpsychiatrische, medizinische Einrichtungen spielen in der Versorgung psychisch kranker Kinder und Jugendlicher eine ebenso wichtige Rolle wie psychiatrische Einrichtungen. Etwa die Hälfte der in Behandlung befindlichen psychisch gestörten Kinder und Jugendlichen wurde von diesen versorgt. Nach dem Ergebnis einer bayrischen Feldstudie (Castell et al. 1980; Weyerer et al. 1988) ist davon auszugehen, daß Hausärzte (und überwiegend handelt es sich um solche) in vielen Fällen eine vorhandene psychische Erkrankung jedoch nicht erkennen, so daß diese Patienten u.U. nicht angemessen behandelt bzw. beraten werden. Daraus leitet sich die Forderung ab, die Aus- und Weiterbildung der Ärzte zu verbessern und die Ko-

operation zwischen kinder- und jugendpsychiatrischen Einrichungen und ihnen zu fördern.

– Angesichts der Ergebnisse der Prävalenz psychischer Störungen und Erkrankungen in den verschiedenen Schultypen muß vermehrtes Augenmerk auf die Zusammenarbeit mit den Schulen gerichtet werden. Dies betrifft insbesondere die Kooperation mit Sonder-, Grund- und Hauptschulen, in denen sich die höchste Rate an psychisch auffälligen und kranken Kindern und Jugendlichen befinden. Auch im Hinblick auf die Betreuung psychisch auffälliger Kinder in Schulen hat sich unser mobiler Dienst außerordentlich bewährt. Dies ergibt sich aus den Zuweisungsraten: Schulen und Kindergärten stehen mit rund 20 % der Zuweisungen nach der Eigeninitiative der Kinder an erster Stelle (Remschmidt et al. 1990b).

Evaluation biologischer Behandlungsmethoden

Zu den biologischen Behandlungsmethoden zählen in erster Linie die Psychopharmaka, die in der Adoleszentenpsychiatrie zuweilen angebrachte Elektrokonvulsivbehandlung, aber auch eine Reihe von Methoden, deren Wirkung und Wirksamkeit mit der Veränderung physiologischer Parameter einhergeht (Pulsfrequenz, Hautwiderstand, EEG-Veränderungen). Zu ihnen zählen im weiteren Sinne die Entspannungstechniken und die verschiedenen Varianten der Biofeedback-Therapie.

Physiologische Parameter werden im übrigen auch häufig bei der Evaluation psychotherapeutischer Verfahren angewandt.

In diesem Abschnitt soll in aller Kürze auf die Evaluation der Wirkung von Psychopharmaka eingegangen werden. Auch dies kann nur sehr punktuell geschehen.

Insgesamt ist zu sagen, daß in der Kinder- und Jugendpsychiatrie ein erhebliches Defizit bezüglich der Psychopharmakaforschung besteht. Dies ist einerseits verständlich, weil bei Kindern und Jugendlichen eine besondere Vorsicht bezüglich des Einsatzes von Psychopharmaka geboten ist. Andererseits führt das Fehlen entsprechender Studien bzw. das Fehlen von Erfahrungswerten dazu, daß der Einsatz von Psychopharmaka bei Kindern und Jugendlichen weitaus unsicherer ist als im Erwachsenenalter. So sind für viele Psychopharmaka kaum empirisch erarbeitete Dosierungsrichtlinien vorhanden, es fehlt nahezu die gesamte Pharmakokinetik, Blutspiegelbestimmungen zur Therapiekontrolle sind nur sehr sporadisch vorhanden, und Häufigkeit sowie Wirkmechanismen von Nebenwirkungen sind zum größten Teil noch nicht objektiviert. Diese Situation begünstigt natürlich Unsicherheit und auch die Entstehung von nichtfundierten Behauptungen oder Gerüchten, die z.T. ideologisch untermauert werden. Beispiele hierfür sind etwa die Behauptung, daß Antidepressiva, Neuroleptika oder Stimulanzien im Kindesalter süchtig machen, daß Psychopharmaka allgemein die Entwicklung von Kindern hemmen oder die Kinder vergiften. Natürlich werden im Rahmen solcher Vorurteile auch die Eltern beschuldigt, die, statt die Kinder zu erziehen, Medikamente verlangten und natürlich auch die Ärzte, die dieser Tendenz nachgäben oder gar Eltern zur Psychopharmakagabe ermunterten. Mit eingängigen Slogans wie "Pillen für Störenfriede" wird dies dann bekräftigt.

Wer so undifferenziert und pauschalierend vorgeht, der trägt dazu bei, daß auch jenen Kindern und Jugendlichen, denen mit Hilfe einer Medikation, die vorher sorgfältig erwogen wurde, geholfen werden kann, eine effektive Behandlung vorenthalten wird.

Evaluation psychotherapeutischer Behandlungsmaßnahmen

Die Evaluation psychotherapeutischer Behandlungsmaßnahmen gehört zu den schwierigsten Aufgaben der Therapieforschung in der Kinder- und Jugendpsychiatrie. Denn es geht dabei nicht um die Evaluierung bereits vorhandener gesetzmäßig ablaufender Vorgänge, sondern um die Überprüfung von Tatsachen und Vorgängen, die durch den psychotherapeutischen Eingriff erst hervorgebracht oder geschaffen werden. Damit ist allerdings schon eine Form der Psychotherapieforschung gemeint, die über die Evaluation von Effekten hinausgeht. In diesem Sinne führt Grawe (1987) aus: "Psychotherapeutisch relevante Tatsachen sind vor allem solche, die sich auf die Wirkung, Wirkungsweise und Indikation psychotherapeutischer Methoden beziehen. Sie entstehen erst durch die Anwendung dieser Methoden und existieren als Tatsachen im wissenschaftlichen Sinne erst dann, wenn sie durch geeignete objektive Methoden als solche gesichert wurden." Nach Grawe (1987) befindet sich die Psychotherapieforschung "gegenwärtig erst im Übergang von einem vorwissenschaftlichen Stadium zu einer empirisch fundierten Alltagswissenschaft: Es gibt im Bereich der Psychotherapie viele 'Erklärungen' (psychotherapeutische Theorien) und relativ wenig gesicherte, d.h. allgemein als solche akzeptierte Tatsachen" (S. 2). Nach Grawe kommt es angesichts dieser Situation in der Psychotherapieforschung derzeit darauf an, überhaupt erst einmal in ein Stadium der Analyse einzutreten, um die Vielzahl der Fakten, die bei der Anwendung psychotherapeutischer Methoden entstehen, zu sammeln und zu ordnen. Eine solche Phase, die er als "Botanisierungsphase" bezeichnet, sei am Beginn einer jeden empirischen Wissenschaft unverzichtbar. In der Psychotherapieforschung scheine aber vielfach die Illusion vorzuherrschen, man könne diese "Botanisierungsphase" einfach überspringen.

In Anlehnung an Grawe (1987) sind in der Psychotherapieforschung folgende Aspekte zu berücksichtigen:

Wirksamkeitsnachweis: Zunächst geht es darum, ob eine bestimmte psychotherapeutische Behandlungsmethode überhaupt den Nachweis ihrer Wirkung antreten kann. Hierzu ist sie zunächst zu definieren und an einzelnen Patienten sowie an Gruppen von Patienten zu erproben. Um den Wirksamkeitsnachweis zu führen, müssen entsprechende Methoden der Veränderungsmessung angewandt werden, die sich auf für den Therapieerfolg relevante Bereiche beziehen. In Tabelle 2 sind derartige Veränderungsbereiche nach Grawe (1987) definiert und zugleich an 307 Vergleichsstudien, allerdings an Erwachsenen, evaluiert.

Tabelle 2. Häufigkeit von Messungen und signifikanten Mittelwertsdifferenzen in 10 Veränderungsbereichen für 307 Vergleichsstudien. (Nach Grawe 1987)

Veränderungs- bereich	Anzahl der Studien, die in diesem Bereich überhaupt Messungen erhoben	Anzahl der Studien, die signifikante Differenzen in diesem Bereich gefunden haben
Globale Erfolgsbeurteilung	67	24
Hauptsymptomatik - für jeden Patienten individuell definiert	66	35
Hauptsymptomatik - für alle Patienten die gleiche	212	133
Allgemeine Befindlichkeit und emotionaler Zustand	137	78
Persönlichkeitsmaße	83	43
Zwischenmenschliche Beziehungen	144	73
Freizeitaktivitäten	11	6
Arbeitsbereich	24	5
Sexualität	23	5
Psychophysiologische Maße	48	10
Summe	816	412

Die Tabelle 2 zeigt in der ersten Spalte die Anzahl der Studien, in denen derartige Messungen in den relevanten Bereichen überhaupt durchgeführt wurden, in der zweiten Spalte die Anzahl der Studien, die in diesen Bereichen signifikante Unterschiede gefunden haben. Betrachtet man die zweite Spalte, so stehen als für den Therapieerfolg relevante Bereiche die Veränderung der Hauptsymptomatik, die Veränderung der allgemeinen Befindlichkeit und der zwischenmenschlichen Beziehungen im Vordergrund.

Vergleich der Wirkung: Bei Wirkungsvergleichen kommt es darauf an, ob eine Therapieform einer oder mehreren anderen Therapieformen bei einer definierten Störung überlegen ist. Es geht mit anderen Worten um die Frage, wie sich unterschiedliche Therapieformen bei bestimmten Patienten oder Patientengruppen in quantitativer oder qualitativer Form unterscheiden.

Um derartige Untersuchungen durchzuführen, ist es notwendig, die einzelnen Therapieformen zu definieren bzw. unter passenden übergeordneten Gesichtspunkten zusammenzufassen. Auch hierzu hat die Arbeitsgruppe von Grawe (1987) eine Klassifikation entwickelt, die zwar von erwachsenen Patienten ausgeht, sich aber auf psychisch auffällige und kranke Kinder und Jugendliche übertragen läßt. Es handelt sich insgesamt um die folgenden neun Therapierichtungen:
1. Verhaltenstherapie
2. humanistische Therapien
3. psychodynamische Therapien
4. biologisch-medizinisch orientierte Therapien
5. Entspannung/Hypnose
6. kommunikations- und systemorientierte Therapien
7. eklektische Psychotherapie
8. Milieutherapie und
9. nicht weiter spezifizierte Psychotherapie oder Beratung.

Differentielle Indikation: Hierbei geht es um die Frage, welche Therapiemethode bei welcher Störung am relativ besten wirkt bzw. auch darum, bei welchen Patienten sie indiziert oder kontraindiziert ist. Auf diesen Aspekt wurde schon auf S. 3 eingegangen.

Obwohl verschiedene Gesichtspunkte für eine differentielle Indikation in den letzten Jahren herausgearbeitet wurden, sind wir noch weit entfernt von einer umfassenden Kenntnis über diesen in der Praxis so wichtigen Bereich.

Spezifische Wirkungsweise: Unter spezifischer Wirkungsweise einer Behandlungsmethode wird hier der besondere Wirkmechanismus verstanden, auf dessen Grundlage die in der Therapie erwünschte Veränderung beim einzelnen

Patienten oder auch bei Gruppen von Patienten stattfindet. Hierbei geht es nicht mehr in erster Linie um die Wirksamkeit der Behandlungsmethode als solche, sondern um das, was sich in der Patient-Therapeuten-Beziehung abspielt und auf welche Weise diese Vorgänge beim Patienten (objektiv und subjektiv) jene Veränderungen hervorrufen, die wir als Besserung oder gar als Heilung bezeichnen. Damit sind wir bereits bei der Prozeßforschung.

Therapie-Prozeßforschung: Daß der therapeutische Prozeß, also der kontinuierliche Informationsaustausch zwischen dem Patienten und dem Therapeuten, zu den zentralen Variablen einer Therapie gehört, ist nicht neu. In der analytischen Psychotherapie standen die Phänomene der Übertragung und Gegenübertragung von Anfang an im Mittelpunkt des Geschehens.

Nachdem die Jahrzehnte hindurch praktizierte Outcome-Forschung in der Psychotherapie zu einem gewissen Endpunkt gekommen war, hat sich in den letzten Jahren ein Wandel zur psychotherapeutischen Prozeßforschung vollzogen. Ihr liegt die Überzeugung zugrunde, daß die psychotherapeutischen Veränderungen am besten in ihrem prozessualen Ablauf verstanden werden können und zwar: "einerseits über die Mikroanalyse von Verlaufs- und Veränderungsaspekten im Therapieprozeß, weiter über die (makro-)kontextuelle Validierung therapeutischer Abläufe und Prozesse sowie schließlich über eine Integration der Prozeßanalysen mit den Effektivitätswerten der Psychotherapie" (Bastine et al. 1989b, S. 1).

In Abbildung 2 ist in einem einfachen Schema die zentrale Rolle des therapeutischen Prozesses innerhalb der Evaluation einer psychotherapeutischen Behandlung wiedergegeben. Unterschieden werden insgesamt 5 Bereiche, die durch eine Reihe von Variablengruppen gekennzeichnet sind: zunächst die Therapiemethode (z.B. Verhaltenstherapie, analytische Psychotherapie), sodann der Bereich Patient - Störung - Umgebung. Hier geht es um eine genaue Kennzeichnung des Patienten (z.B. Persönlichkeit, Störungsmuster), aber ebenso auch um die Einbeziehung der familiären oder sonstigen Umgebung. Der therapeutische Prozeß umfaßt im Rahmen einer Einzeltherapie die Interaktion zwischen Patient und Therapeut mit allen relevanten Merkmalen (z.B. verbaler und nichtverbaler Informationsaustausch), beim Bereich Erfolg/Mißerfolg geht es im wesentlichen um die Effektivitätsbeurteilung der Maßnahme als solcher oder im Vergleich mit anderen Maßnahmen.

Alle drei für die Therapie relevanten Variablengruppen müssen anhand definierter Evaluationskriterien eingeschätzt werden.

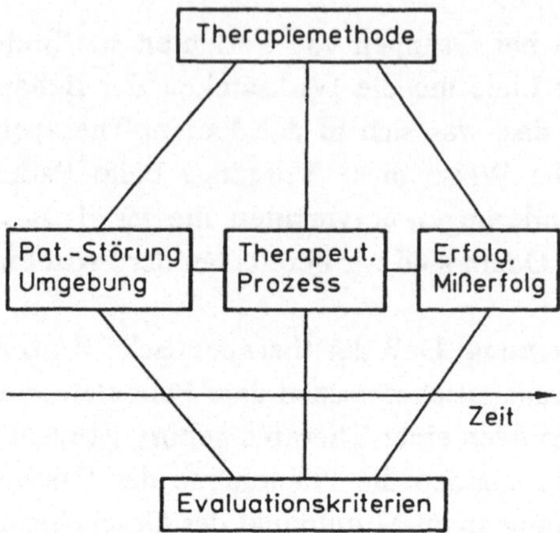

Abb. 2. Die zentrale Rolle des therapeutischen Prozesses innerhalb des psychotherapeutischen Geschehens

Was nun die Interaktionen zwischen Therapeut und Patient während des therapeutischen Prozesses betrifft, so stehen wir, zumindest in der Kinder- und Jugendpsychiatrie, noch ganz in den Anfängen. Im Erwachsenenbereich gibt es hierzu bereits eine größere Zahl von Studien. Sie zeigen u.a., daß die Beziehungsstruktur zwischen Patient und Therapeut zu Beginn der Behandlung einen wesentlichen Prognosefaktor darstellt (Mintz u. Luborsky 1979). Bei der frühen Herstellung einer unterstützenden und empathischen Beziehung zwischen Patient und Therapeut ist der spätere Therapieerfolg günstiger. Bereits in einer früheren Studie haben Luborsky et al. (1971) darauf hingewiesen, daß aus Patienten- und Therapeutenmerkmalen allein auf die Prognose einer psychotherapeutischen Behandlung nicht hinreichend geschlossen werden kann. Vielmehr müsse der Interaktionsaspekt berücksichtigt werden. In diesem Sinne zeigen die bereits vorliegenden Studien an erwachsenen Patienten, daß es verfahrensabhängige Unterschiede zwischen den Merkmalen des Therapiegeschehens und dem Therapieergebnis gibt (Grawe 1989), denen wir in den nächsten Jahren auch im Kindes- und Jugendalter vermehrte Aufmerksamkeit schenken müssen.

Evaluation von Therapieprogrammen

Unter einem Therapieprogramm verstehen wir die regelhafte Kombination verschiedener Behandlungselemente (z.B. medikamentöse Therapie + Verhaltenstherapie des Patienten + Beratung der Eltern, stationär oder im Rahmen eines "home treatment"), die im Rahmen eines Behandlungsplanes integriert und auch in zeitlicher Hinsicht geordnet werden. Der Behandlungsplan enthält die Behandlungsziele, die hierfür notwendigen Maßnahmen und ihre zeitliche Staffelung. Ein derartiger Behandlungsplan darf jedoch kein starres Schema darstellen, sondern wird im Idealfall nach Maßgabe von Erkenntnissen im Therapieverlauf schrittweise modifiziert, freilich unter genauer Protokollierung der jeweiligen Veränderungen (nähere Ausführungen zur Programmevaluation bei Eisert 1986).

Im Gegensatz zur Prozeßforschung liegen auf dem Gebiete der Evaluation von Therapieprogrammen auch für das Kindes- und Jugendalter eine ganze Reihe von Studien vor mit z.T. recht positiven Ergebnissen. An drei Beispielen soll die Therapieprogrammevaluation erläutert werden; davon beziehen sich zwei auf die Anwendung von Therapieprogrammen auf bestimmte Patientengruppen (hyperkinetisches Syndrom, Schizophrenie des Jugendalters) und eines auf den alternativen Vergleich mehrerer Behandlungsformen.

Therapieprogramme beim hyperkinetischen Syndrom: Zahlreiche Untersuchungen zur Behandlung des hyperkinetischen Syndroms im Kindesalter haben ergeben, daß sog. *multimodale Behandlungsprogramme* der Behandlung durch Einzelmaßnahmen (Spieltherapie oder medikamentöse Therapie oder Verhaltenstherapie) eindeutig überlegen sind. Sie bestehen in der Regel aus der Kombination folgender Maßnahmen: strukturierende Hilfen für den Alltag (Förderung lebenspraktischer Fähigkeiten, Einhalten sozialer Regeln), direkte patientenbezogene Maßnahmen (medikamentöse Therapie mit Stimulanzien, verhaltenstherapeutische Kontingenzprogramme, Beschäftigungstherapie, Maßnahmen zur Kanalisierung der Motorik) und Maßnahmen, die die Umgebung betreffen (Elternberatung, Beratung der Schule und anderer betreuender Einrichtungen). Nach den bisher vorliegenden Befunden sind derartige Therapieprogramme allen Einzelmaßnahmen deutlich überlegen. Die Stimulanzien beeinflussen dabei in dosisabhängiger Weise sowohl die Hypermotorik als auch kognitive Parameter und das sozial-adaptive Verhalten. In diesem Bereich wurden unter Stimulanzienbehandlung eine Verbesserung der Aufmerksamkeit, gemessen an Vigilanz- und Reaktionszeit, beobachtet, aber auch das Interaktionsverhalten zwischen Mutter und Kind zeigt unter der Medikation signifikante Verbesserungen (Mash u. Johnston 1982; Barkley 1988). Diese Befunde wurden mehrfach reproduziert. Durch die Abmilderung der die ganze

Familie störenden Verhaltensweisen des Kindes werden seitens der Eltern ganz neue Kräfte frei, und es kann eine Rekonstruktion einer natürlichen Eltern-Kind-Beziehung bei Ausbleiben von Nebenwirkungen oder Nicht-Ansprechen der Kinder erfolgen.

Therapieprogramm bei schizophrenen Jugendlichen: Auch bei dieser Gruppe von Patienten haben sich Therapieprogramme bewährt, die aus der regelhaften Kombination von neuroleptischer Medikation, stützender Psychotherapie, Beschäftigungstherapie und Einbeziehung der Familie in die therapeutischen Maßnahmen bestehen. Bei Jugendlichen und jungen erwachsenen schizophrenen Patienten haben sich jene Programme als wirkungsvoll erwiesen, die eine ausreichend dosierte neuroleptische Depotmedikation mit strukturierten und stützenden Familienprogrammen kombinieren (Goldstein et al. 1978; King u. Goldstein 1979). Die Kombination dieser beiden Maßnahmen hat zwei wichtige Auswirkungen: das strukturierte Therapieprogramm mit den Familien kann dazu beitragen, daß der Patient weniger überschießenden und feindseligen Emotionen ausgesetzt ist. Die neuroleptische Medikation hingegen trägt dazu bei, daß er aufgrund ihrer abschirmenden Wirkung weniger durch vorhandene Emotionen beeinträchtigt wird. Auch hier zeigt sich, daß diese Programme erfolgreicher sind als isolierte Einzelmaßnahmen (z.B. psychotherapeutische Behandlung *oder* neuroleptische Medikation).

Vergleich von Therapieprogrammen: stationäre Behandlung, tagesklinische Behandlung und "home treatment": In einer Evaluationsstudie gemeinsam mit der Mannheimer Klinik, deren Ziel es war, stationäre Behandlung, tagesklinische Behandlung und "home treatment" bei 10 verschiedenen kinder- und jugendpsychiatrischen Diagnosegruppen vergleichend zu untersuchen, wurden insgesamt 109 Patientinnen und Patienten der beiden Kliniken nach klar definierten Einschlußkriterien aus der Gesamtzahl der vorgestellten Patienten ausgewählt und nach Zufall einer der drei Behandlungsmodalitäten zugeordnet. Nach Maßgabe der Auswahlkriterien machten diese Patienten nur rund 10 - 15 % der gesamten Inanspruchnahmepopulationen der beiden Kliniken aus. In den drei Behandlungsmodalitäten kamen prinzipiell die gleichen Methoden zur Anwendung, waren aber an die jeweiligen Rahmenbedingungen angepaßt. Die angewandten Therapiemethoden waren in erster Linie von der Diagnose abhängig: bei relativ umschriebenen bzw. monosymptomatischen Erkrankungen standen verhaltenstherapeutische Methoden im Vordergrund; bei komplexeren Störungsbildern dagegen erschien ein umfassenderer Ansatz (z.B. unter Einbeziehung tiefenpsychologisch fundierter oder familientherapeutischer Methoden) angemessener. Diese Vorgehensweise entspricht sowohl der multifaktoriellen Bedingtheit kinder- und jugendpsychiatrischer Erkrankungen

als auch dem heute üblichen mehrdimensionalen Vorgehen in der Therapie.
Die vergleichende Programmevaluation ergab folgendes:

- Hinsichtlich des *Therapieerfolges* waren keine signifikanten Unterschiede
  zwischen den drei Behandlungsmodalitäten feststellbar, obwohl der Therapieerfolg generell zwischen den einzelnen Diagnosengruppen differierte. So
  zeigten erwartungsgemäß neurotische und emotionale Störungen die relativ
  besten Therapieerfolge (in allen Behandlungsmodalitäten), während bei
  Störungen des Sozialverhaltens die mit Abstand geringsten Erfolge zu ver-
  zeichnen waren.
- Hinsichtlich der *Behandlungsdauer* ergaben sich ebenfalls keine signifikanten Unterschiede zwischen den drei Behandlungsmodalitäten.

Durch diese Untersuchung konnte also gezeigt werden, daß für eine kleine
Gruppe sorgfältig ausgewählter Patienten tagesklinische Behandlung und
"home treatment" als gleichwertige Alternativen zur stationären Behandlung
angesehen werden können. In der Praxis bedeutet dieses Resultat, daß 10 -
15 % der Patienten, die normalerweise stationär aufgenommen werden,
ebensogut tagesklinisch oder ambulant behandelt werden könnten, was u.a.
auch eine erhebliche Kostenreduktion bedeuten würde. Freilich erfordert dieses Vorgehen eine sehr sorgfältige Auswahl. Für die Patientengruppe gelten
nämlich folgende Merkmale (Remschmidt et al. 1988):
- Sie sind aufgrund des Schweregrades ihrer Erkrankung ambulant nicht behandelbar.
- Sie werden deshalb üblicherweise stationär aufgenommen, insbesondere,
  wenn alternative Behandlungsmöglichkeiten fehlen.
- Sie könnten aber ebenso teilstationär oder zu Hause behandelt werden,
  wenn derartige Behandlungsmodalitäten in erreichbarer Nähe wären.
- Die Kooperationswilligkeit der Eltern und der Patienten muß vorausgesetzt
  werden.
- Die Entfernung zwischen Wohnort des Patienten und Behandlungsort darf
  30 - 40 km nicht überschreiten.
- Der Schweregrad der Erkrankung darf nicht so ausgeprägt sein, daß aufgrund von Lebensbedrohung, Selbst- oder Fremdgefährdung oder anderer
  zwingender Gesichtspunkte eine stationäre Behandlung unumgänglich ist.
- Zahlenmäßig machen diese Patienten nicht mehr als 10 - 15 % der gesamten Inanspruchnahmepopulation einer kinder- und jugendpsychiatrischen Klinik aus.

Therapieevaluation und Langzeitverlauf

Eines der schwierigsten Probleme der Therapieforschung besteht darin, zum Nachuntersuchungszeitpunkt zu unterscheiden, ob eine Verbesserung oder Verschlechterung der Erkrankung Folge der Therapie ist oder auf den Spontanverlauf der Erkrankung zurückgeführt werden kann. Katamnestische Untersuchungen können in der Regel nicht unterscheiden, welchen Anteil am Therapieerfolg die Behandlung hat und welchen Anteil prämorbide Eigenschaften des Patienten bzw. Verlaufsgesetzlichkeiten der Erkrankung ausmachen. Im übrigen scheint es diesbezüglich keine Gesetzmäßigkeiten zu geben, die für alle Erkrankungen gelten. Aber es gibt immerhin krankheitstypische Hinweise.

Bei der Anorexia nervosa korrelieren z.B. die Langzeiterfolge (mehr oder weniger unabhängig von der durchgeführten Therapie) mit der Länge des Katamneseintervalls. Der Langzeiterfolg ist um so günstiger, je länger das Katamneseintervall ist. Unter den prämorbiden Faktoren sind das Fehlen von prämorbiden Eßstörungen und ein jüngeres Erkrankungsalter mit einer eher guten Prognose assoziiert; aber auch Variablen, die während des stationären Behandlungsverlaufes erhoben worden sind, haben eine prognostische Bedeutung für den Langzeiterfolg. So lassen z.B. bestimmte Gesetzmäßigkeiten des Gewichtskurvenverlaufes während der stationären Behandlung Prognosen für den Langzeitverlauf zu. Die entscheidenden Merkmale sind dabei ein nicht zu rascher Kurvenanstieg bis zur Plateaubildung der Gewichtskurve und eine Einregulierung der Gewichtskurve auf einem nicht zu niedrigen Niveau, die eine gute Prognose erwarten lassen. Hingegen kommt der Sondenbehandlung im Rahmen der künstlichen Ernährung keine prognostische Bedeutung für den Langzeitverlauf zu (Remschmidt u. Müller 1987; Remschmidt et al. 1990c).

Der Zusammenhang zwischen prämorbiden Auffälligkeiten und Langzeitverlauf soll in Abb. 3 am Beispiel der Marburger *Anorexie-Verlaufsstudie* erläutert werden. In einer Spezialauswertung sind wir diesem Zusammenhang genauer nachgegangen, wobei wir die Wahrscheinlichkeit für einen guten Erfolg in Relation zum Katamnesezeitraum für Patientinnen und Patienten *mit* und *ohne* prämorbide Belastung mit Eßstörungen bestimmt haben. Aufgrund anamnestischer Daten wurden zwei Gruppen von Patientinnen und Patienten gebildet. Bei der Gruppe der prämorbid mit Eßstörungen Belasteten mußten folgende Kriterien gegeben sind: Eßstörungen im ersten Lebensjahr oder prämorbide Eßstörungen im Kindes- und Jugendalter oder prämorbide Adipositas. Bei der Gruppe der nicht prämorbid Belasteten waren diese Kriterien nicht erfüllt. In Abbildung 3 ist die Wahrscheinlichkeit für einen guten Erfolg für beide Gruppen wiedergegeben. Dabei wurden die Erfolgskriterien von Morgan u. Russel (1975) so bestimmt, daß ein guter Erfolg der Stufe I entsprach, während für einen ungünstigen Erfolg die beiden Stufen II und III zusammengenommen wurden. Aus Abbildung 3 geht hervor, daß sich die so definierten Gruppen in der Wahrscheinlichkeit für einen guten Erfolg erheblich unterscheiden, wobei das Fehlen einer prämorbiden Belastung mit Eßstörungen eine deutlich höhere Wahrscheinlichkeit für einen guten Langzeitverlauf impliziert. Für beide Gruppen ist jedoch ein Anstieg der Wahrscheinlichkeit für einen guten Erfolg in Relation zum Katamnesezeitraum festzustellen (Remschmidt et al. 1990c).

Ein anderes Problem, das mit der Objektivierung von Therapieerfolgen zusammenhängt, besteht darin, daß sie u.U. nicht unmittelbar nach der Behandlung, sondern erst deutlich später festzustellen sind. Dieses Phänomen wird in der Literatur als *"sleeper effect"* bezeichnet. Es handelt sich dabei offenbar um verzögerte Auswirkungen der Therapie, die sich infolge notwendiger Umstrukturierungsprozesse, welche Zeit benötigen, erst wesentlich später als Therapieeffekt nachweisen lassen (Bell et al. 1989).

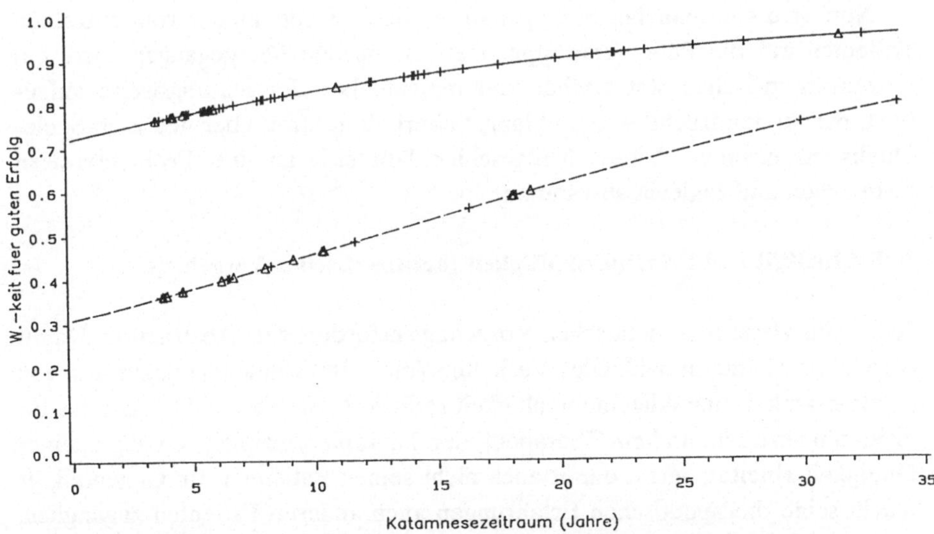

Abb. 3. Wahrscheinlichkeit für einen guten Erfolg in Abhängigkeit von den Einflußgrößen Katamnesezeitraum und prämorbide Belastung mit Eßstörungen (N = 81)

Therapie und Therapieforschung – ein Widerspruch?

Jede Therapie beginnt beim Individuum, dies gilt für die Sicht des Therapeuten wie die des Patienten. Wichtige Einsichten ergeben sich für den Therapeuten aus der subtilen Beobachtung und aus der verbalen und nichtverbalen Kommunikation mit seinem Patienten. Aufgrund dieser Beobachtungen bildet er Hypothesen über die Zusammenhänge zwischen äußeren und inneren Ereignissen und der Erkrankung seines Patienten. Dabei sind die inneren Ereignisse (z.B. Phantasien und subjektive Erlebnisse) ebenso wichtig wie die äußeren. Sie lassen sich bei weitem nicht immer über die Sprache erschließen. Oftmals sind daher das Spiel, Zeichnungen, gestalterische Äußerungen und andere Formen kreativen Gestaltens ein Weg zur Innenwelt der Patienten. Ist der Kontakt gelungen und die Behandlung gar erfolgreich, so ergibt sich für den Therapeuten ganz zwangsläufig die Frage, ob seine Vorgehensweise beim Patienten A auch beim Patienten B oder beim Patienten C erfolgreich sein könnte. Um diese Frage zu beantworten, muß er abstrahieren, also das *Gemeinsame* aus verschiedenen Behandlungen herausarbeiten. So wird allmählich aus dem Behandlungsversuch die *Methode*, so geht Probieren in *Erfahrung* über. Da Therapie auch *lehrbar* sein muß, gilt es zu prüfen, ob die praktizierte Vorgehensweise auch von einem anderen Therapeuten bei diagnostisch ähnlichen Fällen mit ähnlichem Erfolg durchgeführt werden kann. Damit sind wir bereits mitten in der Therapieforschung, die, wie ich meine, jedem engagierten Therapeuten ein wichtiges Anliegen sein muß.

Nun wird von mancher Seite genau an dieser Stelle, an der vom einzelnen Patienten auf die Patientengruppe oder -stichprobe übergegangen wird, ein Gegensatz zwischen statistischer und individueller Betrachtungsweise aufgebaut, der an den fruchtlosen und längst überholten Streit über den Leib-Seele-Dualismus erinnert. Dieses Mißgeschick läßt sich an drei Problemkreisen festmachen und zugleich ausräumen.

Individualität und Prinzipienhaftigkeit therapeutischen Vorgehens

Jeder *Grundsatz* therapeutischen Vorgehens erfordert eine Abstraktion. Damit wird zweifelsohne individuelles Verhalten (nicht Individualität) zugunsten von Gemeinsamkeit und Allgemeingültigkeit reduziert. Nie aber geht dabei das Individuum verloren, und ein Therapeut, der Therapieprinzipien von allgemeiner Gültigkeit ableitet, verrät damit auch nicht seinen Patienten. Im Gegenteil, er macht seine therapeutischen Erfahrungen auch anderen Patienten zugänglich, indem er sie evaluiert.

Die Abstraktion ist aber noch aus einem ganz anderen Grund angebracht und notwendig. Der einzelne Mensch hat nur begrenzte Möglichkeiten, sich zu verhalten, und die Erfahrung zeigt, daß gerade im Erkrankungsfall eine Verhaltensreduktion erfolgt. Insofern steht die *Herausarbeitung des Prinzipiellen* auch im Einklang mit dem Auffinden von Gesetzmäßigkeiten in der Natur, zu der die Psyche ebenso gehört wie die Physis. Nichts anderes aber wird mit Hilfe der Statistik angestrebt und vorgenommen.

Objektivierung psychischer Vorgänge und deren Veränderung

Psychische Vorgänge sind uns durch Introspektion und Beobachtung zugänglich. Beide Formen der Erkennungsgewinnung sind in der Regel auf Sprache angewiesen. Jeder weiß von sich selbst, wann er Ärger, Trauer oder Wut als extrem, deutlich oder gering ausgeprägt einschätzt. Schon diese individuelle Fähigkeit impliziert im Prinziß Meßbarkeit. In der Psychologie wurde über Skalierungen und andere Verfahren ein reiches Methodeninventar zur Objektivierung subjektiver psychischer Vorgänge entwickelt. Diese spezifische Meßmethodik setzt den Menschen *gerade nicht* mit physikalischen Gegebenheiten (Molekülen oder Atomen) gleich, wie dies häufig behauptet wird. Die Ungenauigkeit solcher Messungen hängt mit ihrem Gegenstand zusammen. Niemand kann aber belegen, daß die gemessenen Vorgänge in ihrer Art und Ausprägung beliebig wären. Der Hinweis darauf, daß auch in den Naturwissenschaften Meßungenauigkeiten bestehen (Relativitätstheorie, Umweltschärferelation), trägt in diesem Zusammenhang nichts zur Erkenntnis bei; allenfalls zeigen diese Beispiele, daß auch in den exakten Naturwissenschaften statistische, und dies heißt, mit starker Variabilität behaftete, Gesetzmäßigkeiten gelten. Diese haben aber immerhin so präzis zu kalkulierende Abenteuer wie Weltraumflüge möglich gemacht (ob diese sinnvoll sind oder nicht, ist eine ganz andere Frage). Die Übertragung solcher Vergleiche und ihre Anwendung auf so unterschiedliche Gebiete muß stets dem Grundsatz der Angemessenheit und Verhältnismäßigkeit Rechnung tragen. Dies aber wird in der Regel nicht beachtet.

Therapeutisches Vorgehen und Humanität

Manche Psychotherapiemethoden nennen sich humanistisch. Abgesehen davon, ob dieser Anspruch von ihnen eingelöst wird, muß als Grundsatz der Humanität angesehen werden, dem Patienten mit einer bestimmten Störung die jeweils beste und aussichtsreichste Behandlungsmethode zur Verfügung zu stellen. Wenn man diesem Grundsatz nachkommen will, muß man aber auch wissen, welches die jeweils beste Behandlungsmethode ist; und dies kann nur durch eine sorgfältige Therapieforschung ergründet werden. Diese verantwortungsvolle Aufgabe kann keineswegs der subjektiven Anschauung einzelner überlassen werden. In diesem Sinne umschließt der Grundsatz der Humanität auch, die Therapieforschung nach Kräften und in einer für den Patienten akzeptierbaren Form zu fördern. Der Grundsatz der Humanität erfordert aber auch, den Patienten und ihren Familien nicht Behandlungsmethoden vorzuenthalten, die man entweder nicht beherrscht oder die zwar gute Erfolge aufweisen, aber dem eigenen Konzept von Therapie widersprechen. Nicht jeder Therapeut kann alles behandeln, und nicht jeder Therapeut überschaut alle praktizierten Behandlungsmethoden, ihre Indikationen und ihre Erfolge. Humanität in der Therapie läßt sich auch nicht darauf reduzieren, daß sich der Patient in der Therapie wohlfühlt. Nicht selten müssen in der Behandlung Grenzen gesetzt und Maßnahmen durchgeführt werden, gegen die der Patient sich zunächst wehrt. Hier ist es gerade nicht human, den momentanen Wünschen des Patienten wider besseres Wissen nachzugeben. Schließlich ist es ein Gebot der Humanität in der Therapie, individuelle und statistische Betrachtungsweise zugunsten des Patientenwohles zu vereinigen und Therapie und Therapieforschung zu versöhnen nach dem Motto der Tavistock-Klinik: "Keine Therapie ohne Forschung, keine Forschung ohne Therapie".

Literatur

Achenbach TM, Edelbrock CC (1983) Manual for the Child Behavior Checklist and Revised Child Behavior Profile. Queen City Printers, Burlington 1983

Barkley RA (1988) The effects of methylphenidate on the interaction of preschool ADHD with their mothers. J Am Acad Child Adolesc Psychiatry 27: 336-341

Bastine R, Fiedler P, Kommer D (1989a) Psychotherapeutische Prozeßforschung. Z Klin Psychol 18: 1-2

Bastine R, Fiedler P, Kommer D (1989b) Was ist therapeutisch an der Psychotherapie? Versuch einer Bestandsaufnahme und Systematisierung der psychotherapeutischen Prozeßforschung. Z Klin Psychol 18: 3-22

Bell V, Lynne S, Kolvin L (1989) Play group therapy: Processes and patterns and delayed effects. In: Schmidt MH, Remschmidt H (eds) Needs and prospects of child and adolescent psychiatry. Hogrefe, Göttingen und Huber, Bern

Castell RA, Biener A, Artner K (1980) Häufung psychischer Störungen bei Kindern und Jugendlichen. MMW 122: 591-592

Eisert M, Eisert HG, Schmidt MH (1985) Hinweise zur Behandlung im häuslichen Milieu (home treatment). Z Kinder Jugendpsychiat 13: 268-279

Eisert HG (1986) Programmevaluation - definitorische, konzeptuelle und praktische Probleme. In: Remschmidt H, Schmidt MH (Hrsg) Therapieevaluation in der Kinder- und Jugendpsychiatrie. Enke, Stuttgart, S 1-23

Goldstein MJ, Rodnick EH, Evans JR (1978) Drug and family therapy in the aftercare of acute schizophrenics. Arch Gen Psychiatry 35: 1169-1177

Grawe K (1987) Verborgene Wahrheiten über die Wirkungen von Psychotherapien - eine Analyse des Ergebnisstandes der Psychotherapieforschung unter differentiellem Aspekt. Manuskript, Bern

Grawe K (1989) Von der psychotherapeutischen Outcome-Forschung zur differentiellen Prozeßanalyse. Z Klin Psychol 18: 23-43

King CE, Goldstein MJ (1979) Therapist ratings of achievement of objectives in psychotherapy with acute schizophrenics. Schizophr Bull 5: 118-129

Luborsky L, Chandler M, Auerbach A, Cohen J, Bachrach H (1971) Factors influencing the outcome of psychotherapy: A review of quantitative research. Psychol Bull 75: 145-185

Mash EJ, Johnston C (1982) A comparison of the mother-child interactions of younger and older hyperactive and normal children. Child Dev 53: 1371-1381

Mintz J, Luborsky L (1979) Measuring the outcomes of psychotherapy: Findings of the Penn Psychotherapy Project. J Consult Clin Psychol 47: 216

Morgan HG, Russell GFM (1975) Value of family background and clinical features as predictors of longterm outcome in anorexia nervosa: 4 year follow-up study of 41 patients. Psychol Med 5: 355-371

Porter R (ed) (1968) The role of learning in psychotherapy. Churchill, London Rachman S, Bergold JB (1970) Verhaltenstherapie bei Phobien. Urban & Schwarzenberg, München

Reimer M (1983) Verhaltensänderung in der Familie. Home treatment in der Kinderpsychiatrie. Enke, Stuttgart

Remschmidt H (1978) Adoleszentenkrisen und ihre Behandlung. In: Specht F, Gerlicher K, Schütt K (Hrsg) Beratungsarbeit mit Jugendlichen. Vandenhoeck & Ruprecht, Göttingen

Remschmidt H (1982) Indikationen und Grenzen der Psychotherapie in der Kinder- und Jugendpsychiatrie. In: Helmchen H, Linden M, Rüger U (Hrsg) Psychotherapie in der Psychiatrie. Springer, Berlin Heidelberg New York

Remschmidt H (1988) Gesichtspunkte zur Indikationsstellung therapeutischer Maßnahmen. In: Remschmidt H, Schmidt MH (Hrsg) Kinder- und Jugendpsychiatrie in Klinik und Praxis, Bd I. Thieme, Stuttgart

Remschmidt H, Müller H G (1987) Stationäre Gewichts-Ausgangsdaten und Langzeitprognose der Anorexia nervosa. Z Kinder Jugendpsychiat 15: 327-341

Remschmidt H, Schmidt MH (Hrsg) (1977, 1986) Multiaxiales Klassifikationsschema für psychiatrische Erkrankungen im Kindes- und Jugendalter nach Rutter, Shaffer und Sturge. Huber, Bern

Remschmidt H, Schmidt HM (Hrsg) (1986) Therapieevaluation in der Kinder- und Jugendpsychiatrie. Enke, Stuttgart

Remschmidt H, Schmidt MH (1988) Alternative Behandlungsformen in der Kinder- und Jugendpsychiatrie. Stationäre Behandlung, tagesklinische Behandlung und home treatment im Vergleich. Enke, Stuttgart

Remschmidt H, Walter R (1989) Evaluation kinder- und jugendpsychiatrischer Versorgung.
Analysen und Erhebungen in drei hessischen Landkreisen. Enke, Stuttgart

Remschmidt H, Dauner, I, Schulz U (1974) Zur Strukturanalyse des Krankengutes einer psychia-
trisch-psychotherapeutischen Station für Kinder und Jugendliche. Prax Kinderpsychol Kinderpsychiat 23: 42-46

Remschmidt H, Schmidt MH, Mattejat F, Eisert HG, Eisert M (1988) Therapieevaluation in der
Kinder- und Jugendpsychiatrie: stationäre Behandlung, tagesklinische Behandlung und home
treatment im Vergleich. Z Kinder Jugendpsychiat 16: 124-134

Remschmidt H, Walter R, Kampert K (1986) Der mobile kinder- und jugendpsychiatrische
Dienst: ein wirksames Versorgungsmodell für ländliche Regionen. Z Kinder Jugendpsychiat 14:
63-80

Remschmidt H, Walter, R, Kampert K, Hennighausen K (1990a) Evaluation der Versorgung psychisch auffälliger und kranker Kinder und Jugendlicher in drei Landkreisen. Erhebungen an einer nahezu vollständigen Inanspruchnahmepopulation. Nervenarzt 61: 34-45

Remschmidt H, Walter R, Warnke A (1990b) Konzeption und Versorgungsleistung eines mobilen
kinder- und jugendpsychiatrischen Dienstes auf dem Lande. Psychiat Prax 17: 99-106

Remschmidt H, Wienand F, Wewetzer C (1990c) Langzeitprognosen bei der Anorexia nervosa.
Eine Verlaufsuntersuchung an 103 Patientinnen und Patienten. MMW 132: 29-42

Sloane RB, Staples FR, Cristol AH, Yorkston NJ, Whipple K (1981) Analytische Psychotherapie
und Verhaltenstherapie. Enke, Stuttgart

Weyerer S, Castell R, Biener A, Artner K, Dilling H (1988) Prevalence and treatment of psychiatric disorders in 3 to 14 year old children: Results of a representative field study in the small
town rural region of Traunstein, Upper Bavaria. Acta Psychiat Scand 77: 290-296

Verhaltenstherapie
in der Kinder- und Jugendpsychiatrie

M.H. Schmidt

Vorbemerkungen

Die Verhaltenstherapie ist aus der klinischen Kinder- und Jugendpsychiatrie heute nicht mehr wegzudenken, auch wenn sie manche ihrer frühen Versprechen nicht einlösen konnte. Ihre Entwicklungsgeschichte ist gegenüber anderen Therapieverfahren eher kurz. Skinners Arbeiten über die Unterscheidung zwischen reaktivem und instrumentellen Verhalten, mit denen er über Pawlows Lehre von den konditionierten Reaktionen in systematischer Weise deutlich hinausging, wurden 1938 publiziert. Watson hatte experimentell bei dem Jungen Albert eine Phobie hervorgerufen (Watson u. Rayner 1920) und Jones (1924) bei dem ebenfalls bekanntgewordenen Peter eine Kaninchenphobie behandelt. Diese Studien, und daß Mowrer u. Mowrer bereits 1938 eine Arbeit über die verhaltenstherapeutische Behandlung der Enuresis publizierten, belegen, daß wichtige praktische Einzelbeobachtungen der systematischen Grundlegung der Methode vorangingen.

Der Terminus Verhaltenstherapie wurde 1954 von Skinner (Skinner et al. 1954) geprägt, 1961 erschien seine Arbeit zum Thema "The Analysis of Behavior". In dem Band von Eysenck u. Rachman "The Causes and Cures of Neurosis" (1965) findet sich meines Wissens in den drei Kapiteln über Störungen bei Kindern die erste Übersicht über die Anwendung verhaltenstherapeutischer Verfahren bei kinderpsychiatrischen Störungen. Am Schluß der damals 40 Seiten wird eine eher zurückhaltende Beurteilung gegeben: Das langsame Entwicklungstempo einschlägiger Methoden bei Kindern liege vermutlich daran, daß psychische Störungen im Kindesalter häufiger durch Verhaltensdefizite gekennzeichnet seien, die Verhaltenstherapie bislang aber mehr Techniken zur Beseitigung unerwünschten Verhaltens als zum Aufbau erwünschter Verhaltensweisen geliefert habe. Dann werden streng behavioristische Forschungsziele formuliert, mit denen wir uns heute nur teilweise identifizieren könnten.

In der Tat war es von dieser Übersicht bis zur Verhaltenstherapie unserer Tage ein an Jahren kurzer, aber an Entwicklungen weiter Weg. Er führte über die 1972 erschienene erste deutsche Monographie über Verhaltenstherapie im Kindesalter von Vera Kuhlen, über die kognitiv-verhaltenstherapeutischen Techniken, die Meichenbaum (1977) und Mahoney (1977) angesichts der Kritik von Lazarus (1977) und der Ergänzung der Reiz-Response-Theorie durch die Self-Efficacy-Theorie (Bandura u. Adams 1977), die die Rolle der Erwartungen des Individuums für den Therapieverlauf betont, einführten.

Trotz dieser kurzen Historie und mancher wieder aufgegebener Versuche hat die Einbeziehung verhaltenstherapeutischer Techniken in das Behandlungsrepertoire des Kinder- und Jugendpsychiaters Möglichkeiten eröffnet, ohne die in der Behandlung autistischer Kinder oder anorektischer Jugendlicher - um nur zwei Beispiele zu nennen - wesentlich geringere Veränderungen erreicht werden könnten als es heute gelingt.

Prinzipien, Techniken, Therapiemodalitäten

Weniger als die Psychoanalyse ist Verhaltenstherapie eine Methode, sie ist auch nicht nur als Versuch der Verhaltensänderung unter Rückgriff auf lernpsychologische Erkenntnisse zu verstehen, sondern als ein Vorgehen, das sich aus dem Verständnis gestörten Verhaltens im Rahmen einer allgemeinen Verhaltenstherapie ableitet. Kognitive Verhaltenstherapie bezieht dabei nicht nur die Entwicklung einer Störung und ihre Kontextvarianten ein, sondern auch physiologische Zustände, Vorstellungen und zwischenmenschliche Faktoren.

Verhaltensanalyse in der kognitiven Verhaltenstherapie heißt deshalb ebensosehr Interview wie direkte Verhaltensbeobachtung, beim Kind ein sorgfältiges Interview auch mit den Eltern. Es muß Entwicklungsprobleme, Verhaltensprobleme, den Verhaltenskontext und verhaltensmodulierende sowie -aufrechterhaltende Faktoren ebenso umfassen wie Copingstrategien und protektive Faktoren, außerdem Ursachen, Zuweisung, Engagement und Ressourcen der Beteiligten. Dabei sind die Eltern wesentlich für die Beobachtung von Verhalten, Kontext und eigene Beeinflussungsabsichten, können aber Kognitionen und vor allem Emotionen ihres Kindes nur teilweise richtig wiedergeben. Die Bedeutung der Differenz zwischen elterlichen Sichtweisen und kindlichen Selbstregulationsvorgängen ist für die Verhaltenstherapie praktisch ungeklärt. Im Sachwortverzeichnis des 1989 von Hawton et al. herausgegebenen Lehrbuchs über kognitive Verhaltenstherapie psychiatrischer Störungen kommen demgemäß auch Begriffe wie Kind, Jugendlicher oder Entwicklung nicht vor.

Beim Versuch der Verhaltensänderung bedient sich die Verhaltenstherapie unterschiedlichster Techniken. Davon seien beispielhaft (hier in Anlehnung an Fliegel et al. 1981) genannt:

- Methoden der operanten Verstärkung (positive Verstärkung, Entzug positiver Verstärker, Bestrafung, Token-Programme, soziale Verstärkung)
- Selbststeuerung (soziale Kontakte, Stimuluskontrolle, Selbstverstärkung und indirekte Selbstbestrafung, Gedankenstop, verdecktes Konditionieren)
- Training sozialer Kompetenz (mit kognitiver Umstrukturierung und Modelllernen)
- Einführung von mit dem Problemverhalten nichtkompatiblen Verhaltensweisen (progressive Relaxation, Biofeedbacktechniken, autogenes Training)
- Selbstverbalisationstraining oder kognitive Selbstinstruktion.
- Reizkonfrontation (Implosion, Flooding, Reizüberflutung, Habituationstraining, systematische Desensibilisierung, Angstbewältigungstraining).

Rüger (1990) faßt die verschiedenen Methoden wie folgt zusammen:
- Stimulusbezogene Methoden,
- Responsebezogene Methoden,
- Methoden des Modellernens,
- Methoden der kognitiven Umstrukturierung und
- Selbststeuerungsmethoden.

Die Anwendung von Verhaltenstherapie in der Kinder- und Jugendpsychiatrie erfolgt vorwiegend als Einzeltherapie. Im Hinblick auf die besonderen Umstände des Entwicklungsalters und die teilweise notwendige Substitution unreifer Ich-Funktionen durch Erwachsene geschieht das häufig unter Einbeziehung von Bezugspersonen. Sie kann als Gruppentherapie durch Zusammenfassung mehrerer Patienten durchgeführt werden, wobei in der Regel die ähnliche Symptomatik der Patienten und weniger der Gruppenprozeß im Vordergrund steht. Therapeutische Settings ersetzen dabei soziale Situationen und sind deswegen vorzugsweise geeignet zum Aufbau fehlender sozialer Verhaltensmuster. Schließlich ist in familientherapeutischen Settings die Anwendung verhaltenstherapeutischer Techniken möglich, in der Regel ist Ziel der Behandlung dabei die Veränderung der Interaktion zwischen Familienmitgliedern.

Verhaltenstherapeutische Vorgehensweisen sind bei stationärer oder teilstationärer Behandlung möglich. Dabei kommt den Mitarbeitern des Stationsteams die Rolle von Kotherapeuten zu. Vor allem bei Kindern steht und fällt der Erfolg der Einzelbehandlung mit der Qualität der Kotherapeuten. Bei schweren Störungen vermag die Verhaltensmodifikation durch das Team einer Station Verhaltensänderungen zu erzeugen, die ambulant nicht erreichbar sind. Die stationären Bedingungen bieten dafür neben guten Kotherapeuten den Vorteil kontinuierlicher Verhaltenskontingenzen und die Möglichkeit der Kontrolle inkompatibler Stimuli und Reaktionen. In der ambulanten Verhaltenstherapie wird in der Regel Einzeltherapie betrieben, ggf. wieder unter Einbeziehung von Bezugspersonen als Kotherapeuten. Beim verhaltenstherapeutischen Vorgehen im Rahmen des sog. "home treatment", also in der Behandlung im natürlichen Umfeld, etwa von Familie, Kindergarten oder Schulklasse, sind die jeweils kontext- oder situationsspezifischen Bezugspersonen die Kotherapeuten. Daß die Effekte des "Home treatment" denen der stationären Behandlung teilweise nicht nachstehen, erklärt sich daraus, daß bei diesem Vorgehen der Transfer in der Therapie erlernter Verhaltensweisen in die natürliche Umgebung praktisch entfällt.

Diagnosenspezifische Indikationen

Verhaltenstherapie bei Entwicklungsstörungen

Bei *Entwicklungsstörungen* wurden verhaltenstherapeutische Techniken vorzugsweise in drei Feldern angewendet: bei geistigen Behinderungen, bei autistischen Syndromen und Sprechstörungen. In der Behandlung von Verhaltensdefiziten und -exzessen von Kindern mit erheblichen *Intelligenzminderungen* dominieren verhaltenstherapeutische Methoden. Die langsamen Lernfortschritte intelligenzgeminderter Kinder verkleinern die Zahl intervenierender Variablen und erlauben häufig keine genaue Planung der Lernprozesse. Die erfolgreichen Vorgehensweisen sind in eigenen Manualen (zuletzt Whitman u. Johnston 1987) zusammengefaßt. Dabei geht es um soziale, Alltags- und berufliche Fertigkeiten, die Verfahren helfen bei der Sprachanbahnung, bei der Behandlung von Stereotypien und von aggressivem Verhalten.

Eigene Manuale bestehen auch für die Behandlung *autistischer Syndrome*, vor allem des Kannerschen Autismus. Wegen der groben Entwicklungsverzögerung ähneln die beispielsweise von Harris u. Handelman (1987) beschriebenen Methoden in der Durchführung z.T. denen von geistig Behinderten. Bestrafungstechniken werden nur noch bei ausgeprägten selbstverletzenden Verhalten angewendet. Rituelles Verhalten wird - wie bei der Behandlung von nicht selbstverletzenden Stereotypien - z.T. durch die Einführung inkompatibler Übungen ersetzt. Ähnlich schwierige Probleme bereitete die Herstellung fokussierter Aufmerksamkeit als Voraussetzung des sozialen Lernens, der

Aufbau sozialen Verhaltens und sprachlicher Signale. Verschiedene hier benutzte Methoden sind mit dem Namen Lovaas assoziiert (1987), der auch schwerstbehinderte Kinder behandelte, wenngleich diese auch die Grenzen der Möglichkeiten der Methode deutlich machen. Überdies ist besonders für sie und bei älteren Kindern und Jugendlichen der Transfer des Erreichten aus der therapeutischen Situation in andere Lebensfelder z.T. schmal.

Unter den umschriebenen Rückständen der Sprech- und Sprachentwicklung sind besonders die *Sprechstörungen* verhaltenstherapeutischen Methoden zugänglich, also bestimmte Stammelfehler, das Poltern, insbesondere aber das Stottern (oft auch nicht als Entwicklungsstörung verstanden). Die wesentlichen Methoden, u.a. die verzögerte Rückkopplung, beruhen auf der Einführung von Rhythmizität in das Sprechverhalten und erzeugen dadurch eine wenig variable und z.T. monoton klingende Sprache. Behandelt wird auch die sich im Verlauf des Stotterns entwickelnde Sprechangst, eingesetzt werden weiter Biofeedback und Atemtechniken (Übersicht bei Wendlandt 1981).

Verhaltenstherapie bei entwicklungsabhängigen psychischen Störungen

Bei der Therapie der psychiatrischen Krankheitsbilder im engeren Sinne müssen stärker und weniger entwicklungsabhängige unterschieden werden. Erstere betreffen vorzugsweise das Kindesalter. Bei ihnen müssen Entwicklungsaspekte oft stark berücksichtigt werden. Was *hyperkinetische Syndrome* angeht, hat das Interesse an einer erfolgreichen Behandlung dieser Störungen zugenommen. Behandelt werden als Zielsymptome hyperaktives Verhalten, Aufmerksamkeitsfokussierung und Impulsivität. Die letzte Übersicht über die benutzten Techniken stammt von Rapport (1987). Sie sind über das ursprünglich benutzte Kontingenzmanagement hinaus in Richtung auf kognitive Ansätze weiterentwickelt worden. Ihre noch immer nicht befriedigenden Effekte sind eines der wenigen Beispiele für die Evaluation verhaltenstherapeutischer Methoden in Kombination mit Pharmakotherapie, vor allem mit Stimulanzien (Eisert et al. 1982); auch in solchen Studien war das Zusammenwirken beider Methoden nicht voll befriedigend. Das erwähnte Kontingenzmanagement eignet sich für kurzzeitige Behandlungen gut, Weiterentwicklungen stehen aus.

Ebenfalls oft auf unreifes Verhalten läßt *Einnässen* schließen, meist in der Form des nächtlichen Einnässens. Nur bei einem Teil wirken einfache Verstärkerprogramme nicht, und Techniken des automatischen Weckens, die Vermeidungsreaktionen konditionieren, werden nötig (Schmidt u. Esser 1981). An der Wirksamkeit dieses Vorgehens bestehen keine Zweifel. Auch bei Benutzung einfacher Verstärkerprogramme darf die Unverträglichkeit des Vorgehens mit bestimmten Umständen (etwa dem Tragen von Windeln) ebensowenig übersehen werden wie mangelnde Motivation oder eine begleitende psychische Störung bei einnässenden Kindern. Blasentraining im engeren Sinne ist für Einnässen bei Tage deutlich wirksamer als für Einnässen bei Nacht (Doleys 1977). *Einkoten* läßt sich demgegenüber am besten mit operanten Konditionierungsmaßnahmen behandeln.

Gute Fortschritte sind in den ebenfalls überwiegend entwicklungsabhängigen *Schlafstörungen* des Kindesalters - besser gesagt: des Kleinkindesalter - gemacht worden. Diese Störungen werden von elterlichen Verhaltensweisen weitgehend mitgetragen, die der Verweigerung der Kinder, zu schlafen, nicht gegengesteuert werden kann. Verstärkung des Alleinbleibens zur Schlafenszeit, der Abbau von Dunkelangst und der Aufbau eines angemessenen Verhaltens für die Zubettgehsituation werden mittels operanter Konditionierungsmethoden, mittels Shaping, nicht aber mehr mittels Flooding erreicht. Viele erfolgreiche, die Eltern als Kotherapeuten einbeziehende oder speziell bei ihnen ansetzende Settings sind mit dem Namen Richman (Richman et al. 1985) verbunden.

Von den *Eßstörungen* des Kleinkindesalters werden Rumination und Pica in der Regel durch operantes Konditionieren und mit Kontingenzmanagement - allerdings mit unterschiedlichem Erfolg - beeinflußt, Mäkeligkeit wenn nötig durch systematische Desensibilisierung gegenüber abgelehnten Speisen. Eßstörungen, die in Übergewicht münden, beziehen bei der Behandlung die Eltern prinzipiell von Anfang an ein (Wells u. Copeland 1985). Die breite Einführung kognitiver Methoden ist auf das Versagen rein operanter Vorgehensweisen zurückzuführen; dabei werden Eßgewohnheiten und die Essenssituation ebenso berücksichtigt wie die sozialen Fertigkeiten der betroffenen Kinder. Generell sind die Erfolge bei Übergewicht aber ebensowenig überzeugend wie die anderer Vorgehensweisen.

Zu den entwicklungsabhängigen Störungen zählen teilweise auch die *stereotypen und habituierten Verhaltensweisen*. Sie sind gehäuft bei geistig Behinderten und autistischen Kindern, kommen aber z.B. in Form von Jaktationen auch bei nichtbehinderten vor. Kopfschlagen, irgendwelche Manipulationen an den Genitalien, gelegentlich auch Nägelkauen und Daumenlutschen werden mittels inkompatibler alternativer Verhaltensweisen behandelt, die z.T. gleichfalls sensorische Stimulation vermitteln. Kontingenzmanagement tritt hinzu. Überkorrektur und aversive Reize werden vor allem bei selbstverletzendem Verhalten angewendet (Übersicht bei Brezovsky 1985).

Verhaltenstherapie bei nicht entwicklungsabhängigen psychischen Störungen

An der Grenze von den entwicklungsgeprägten zu den psychiatrischen Syndromen im engeren Sinne liegen die externalisierenden, expansiven, destruktiven oder dissozialen Syndrome. Typisch für diese *Störungen des Sozialverhaltens* sind Verstöße gegen Erziehungsregeln oder Regeln des Zusammenlebens mit Kindern. Unter den beispielsweise von Kazdin (1987) angegebenen Techniken dominieren Verhaltensverträge, Konfliktlösungstrainings, Token-Ökonomien und Elterntrainings. Wirksame Kombinationen für Kinder umfassen Elterntraining und Token-Ökonomien, für Jugendliche Elterntraining und Verhaltensverträge. Patterson (1982) betont die Notwendigkeit, vor allem Elterntrainings genau auf die Probleme der jeweiligen Eltern, mehr als auf die der Familie insgesamt zuzuschneiden.

Kognitive Elemente fließen in Gestalt von Problemlöse- und Impulskontrolltechniken in die Therapie ein. Die spezifischen Strategien gegen Eigentumsübergriffe von Reid u. Patterson (1976) sind bis heute nicht überholt. Gegen ausgeprägt aggressives Verhalten werden - neben erzieherischen Sanktionen - inkompatible Alternativen eingeführt. Beim Auftreten in der Schule können solche Programme durch in die Therapie einbezogene Lehrer unterstützt werden. Je ausgeprägter die dissozialen Verhaltensweisen, um so mehr muß am Aufbau erwünschter sozialer Kompetenz gearbeitet werden. Entsprechende Programme beispielsweise müssen die Behandlung von Delinquenz begleiten, wenn sie als Ausdruck unangemessenen sozialen Lernens zu erklären ist. Dementsprechend verschiebt sich die Therapie auch auf frühe Stadien, wie überhaupt (Frühdiagnose und) Frühbehandlung dissozialer Verhaltensweisen bessere Erfolge zeigen als erst später einsetzende Interventionen.

Die Behandlung der meisten Befindensstörungen hat nur geringe entwicklungspsychopathologische Implikationen, ausgenommen altersspezifische Ängste. Unter den introversiven Störungen sind *Angststörungen* ein dankbares Anwendungsfeld der Verhaltenstherapie. Spannungszustände, Befürchtungen und Unterlegenheitsgefühle können bis auf Restprobleme relativ gut beseitigt werden, nicht allerdings Auffälligkeiten auf einem subklinischen Level. Eine Sonderstellung nehmen die *umschriebenen Phobien* ein. Systematische Desensibilisierung gilt als Standardprozedur für ihre Behandlung, Mittel der zweiten Wahl sind Implosion oder Flooding. Operante Techniken sollen die Faktoren modifizieren, die das unangemessene Angstverhalten aufrechterhalten. Dazu dienen u.a. Stimuluskontrollpläne und Kontingenzmanagement. Der Aufbau erwünschten Verhaltens in Angstsituationen mittels des Modellernens gilt als begleitende Methode der Wahl. Kognitive Methoden, vor allem der kognitiven Umstrukturierung, helfen zur Symptombewältigung im Vorfeld.

Eine Sonderform bildet die Behandlung der *Trennungsängste*, die vor allem bei der sog. Schulphobie von klinischer Relevanz sind. Einüben von Trennungen, zunehmende Belastung mittels systematischer Desensibilisierung und ähnliches begünstigen die Behandlung dieser Störung bei jüngeren Kindern. Bei Jugendlichen muß eine Behandlung des sich mit dem schulphobischen Verhalten anbahnenden Vermeidungsverhaltens hinzutreten.

Die Behandlung von *Depressionen* mittels verhaltenstherapeutischer Technik im Kindesalter ist wenig entwickelt, bei Jugendlichen gleicht die Vorgehensweise der bei Erwachsenen (Übersicht bei Blöschl 1981). Sie bildet heute ein Feld für die Kombination medikamentöser und psychotherapeutischer Methoden (Murphy et al. 1984). Die Patienten sollen sich in positiv verstärkten Verhaltensweisen engagieren und werden zur kognitiven Umstrukturierung angehalten. Selbstkontrolle und Selbstbestätigungstechniken ergänzen dieses Spektrum. Analoge Vorgehensweisen gelten für die kognitive Umstrukturierung nach suizidalen Handlungen.

Zwangssyndrome werden analog dem Vorgehen bei Erwachsenen behandelt, dabei werden viele Methoden von der Angstbehandlung übernommen (Emmelkamp 1986), so die Technik des Gedankenstops. Auch hier weist die Verwendung von Selbstinstruktionen auf die Einführung kognitiver Strategien hin.

Somatoforme und dissoziative Störungen wurden überwiegend durch das operante Vorgehen des Kontingenzmanagements behandelt, häufig in Kombination mit Entspannungsmethoden und Biofeedback- Techniken, letzteres vor allem bei Kopfschmerzattacken.

Ticstörungen wurden frühzeitig von Verhaltenstherapeuten behandelt, zunächst mittels operanter, später mittels kognitiver Strukturen, massives Üben beim Tourette-Syndrom wurde ebenso eingesetzt wie Kontingenzmanagement, positive Verstärkung, Einführen inkompatibler Verhaltensweisen. Auch die Breite des vorgeschlagenen Repertoires (z.B. Arzin et al. 1980) stimmt damit überein, daß Erfolge mit der Methode eher bei passageren als bei chronischen Ticerkrankungen zu erzielen sind.

Eine breite Palette von Behandlungsstrategien wurde für *Anorexia nervosa und Bulimia nervosa* entwickelt, und zwar überwiegend während der letzten 20 Jahre. Hauptsächlich angestrebte Verhaltensänderung bei anorektischen Jugendlichen ist die Gewichtssteigerung durch aktive Nahrungsaufnahme. Kognitive Elemente fließen bereits in den Entwurf der Behandlungspläne ein, an denen die Patientinnen beteiligt sind (Schmidt u. Esser 1987). Positive Verstärkung wirkt dabei ähnlich gut wie Privilegienentzug. Wenig erfolgreich waren Versuche, Angstkontrolle mittels Desensibilisierung in die Therapie zu integrieren oder Umstrukturierungen bezüglich der Körperschemastörung zu erreichen. Gewichtsanstieg ist mittels verhaltenstherapeutischer Methoden besser zu sichern als Erhaltung des erreichten Gewichts, weswegen in der individuellen Behandlung schrittweise andere psychotherapeutische Methoden zusätzlich eingeführt werden. Für die Behandlung rein bulimischer Jugendlicher gelten Selbstkontrolltechniken und andere kognitive Strategien entsprechend dem Alter und dem unterschiedlichen Inanspruchnahmeverhalten solcher Patientinnen als Methode der Wahl.

Ausblick

Natürlich kann diese Übersicht keine erschöpfende Darstellung der Anwendung der Verhaltenstherapie bei wichtigen kinder- und jugendpsychiatrischen Störungen im engeren und weiteren Sinne, so beispielsweise bei Mutismus (Schaller u. Schmidtke 1987), bei schulischen Problemen aller Art (Eisert u. Barkey 1979) oder bei Substanzmißbrauch, geben. Nicht behandelt wurden jüngere Überlegungen zu Wirkungsmechanismen der Gruppenpsychotherapie (Higginbotham et al. 1988) und Fragen der Therapieforschung in der Verhaltenstherapie (Übersicht bei Marks 1987). Reizvoll wäre auch das Aufzeigen gemeinsamer Elemente der Verhaltenstherapie und anderer psychotherapeutischer Methoden gewesen.

Die Therapieforschung belegt, daß Verhaltenstherapie wie für Erwachsene (Grawe 1988) auch bei Kindern wirkt (Heekerens 1989), wenn sie sorgfältig angewendet wird. Sorgfältige Anwendung verlangt qualifizierte Kotherapeuten und die Berücksichtigung des Reizwerts von Situationen außerhalb des therapeutischen Settings sowie der Inkompatibilität verhaltenstherapeutischen Vorgehens mit bestimmten intra- und extrapersonalen Bedingungen und die Auswahl der Techniken nach diesen Umständen, weniger anhand der Symptome. Wenn sich die Ergebnisse der Metaanalyse von Heekerens bestätigen, daß Verhaltenstherapie unter diesen Kindern besser wirkt als manche nicht verhaltensbezogene Therapieform und wenn diese Ergebnisse nicht nur auf die geringe Zahl der evaluierten Studien mit anderen Therapieformen zurückzuführen sind, dann bedarf dieses Resultat der weiteren Analyse im Rahmen der Therapieprozeßforschung. Nach Heekerens kommt unter den verhaltensbezogenen Therapien dem Modellernen erstrangige Bedeutung zu; es rangiert damit vor dem Training sozialer Funktionen, das etwa gleich wirksam ist wie die kognitiven Verfahren.

Der Indikationskatalog der Verhaltenstherapie konnte wesentlich erweitert werden. Vergleicht man den Indikationskatalog, den Meyer u. Chesser (1971) gegeben haben ("zur Zeit spielt die Verhaltenstherapie eine bedeutende Rolle bei der Behandlung der Phobien, des Alkoholismus, sexueller Deviationen, Stottern, Tics und Enuresis. Gelegentlich ist die Verhaltenstherapie erfolgreich bei Psychosen, psychosomatischen Störungen, Zwangsneurosen und Verhaltensstörungen im Kindesalter angewendet worden", S. 97), dann kann von einer deutlichen und wirksamen Ausweitung der Indikationen gesprochen werden, wenn man an die Bedeutung beispielsweise von hyperkinetischen Syndromen, Trennungsangst, Depressionen und Anorexia nervosa für den klinischen Alltag denkt. Kombinationen mit Pharmakotherapie (bereits 1973 von Kallinke angeregt) und anderen psychotherapeutischen Methoden haben sich als durchaus vertretbar erwiesen.

Nicht erfüllt werden konnte die Erwartung, Verhaltenstherapie könne die Behandlungszeiten drastisch kürzen. Was - glücklicherweise - auch nicht gelang, war, Selbstregulationsvorgänge von Kindern aus der Behandlung herauszuhalten; im Gegenteil: in den kognitiven Strategien spielen sie eine wichtige Rolle. Schließlich ist Verhaltenstherapie weniger leicht zu lernen als häufig vorgestellt und ursprünglich auch vermittelt. Auch muß ein Verhaltenstherapeut wie jeder andere Psychotherapeut Übertragungsprobleme kontrollieren und Widerstandsbearbeitung leisten.

Von den künftigen Aufgaben für die Verhaltenstherapieforschung in unserem Fachgebiet seien nur einige beispielhaft genannt: Für die Therapieplanung wäre genauere Kenntnis der Beziehungen zwischen Selbstregulationsvorgängen bei Kindern und der Fremdwahrnehmung von deren seelischen Prozessen wichtig. Geklärt werden müßte außerdem die offensichtliche Überlegenheit des Modellernens im Rahmen der Verhaltenstherapie über andere Techniken und die Frage der Kombinierbarkeit von Modellernen mit anderen Vorgehensweisen. Bezogen auf einzelne Störungen gilt es die Therapiemethoden für kindliche Depressionen, für bestimmte Aspekte des hyperkinetischen Syndroms und für Störungen des Sozialverhaltens zu verbessern. Wünschenswert wäre die Erprobung verhaltenstherapeutischer Vorgehensweisen bei Beeinträchtigungen der Leistungsmotivation von Kindern und beim Symptomprofil der kindlichen schizoiden Persönlichkeitsstörung bzw. des Aspergerschen Autismus.

Literatur

Arzin NH, Nunn RG, Frantz SE (1980) Habit reversal versus negative practice treatment of nervous tics. Behav Ther 11: 169-178

Bandura A, Adams NE (1977) Analysis of self-efficacy theory of behavioral change. Cogn Ther Res 1: 287-310

Blöschl L (Hrsg) (1981) Verhaltenstherapie depressiver Reaktionen. Huber, Bern

Brezovsky P (1985) Diagnostik und Therapie selbstverletzenden Verhaltens. Enke, Stuttgart

Doleys DM (1977) Behavioral treatments for nocturnal enuresis in children. Psychol Bull 4: 30-54

Eisert HG, Barkey P (1979) Verhaltensmodifikation im Unterricht - Interventionsstrategien in der Schule. Huber, Bern

Eisert HG, Eisert M, Schmidt MH (1982) Stimulantientherapie und kognitive Verhaltensmodifikation bei hyperaktiven Kindern. Z Kinder Jugendpsychiat 10: 196-215

Emmelkamp PMG (1986) Behavior therapy with adults. In: Garfield SL, Bergin AE (eds) Handbook of psychotherapy and behavior change, 3 rd edn. Wiley, New York, pp 385-442

Eysenck H-J, Rachman S (1965) The causes and cures of neurosis. Routledge & Kegan Paul, London

Fliegel S , Groeger WM, Künzel R, Schulte D, Sorgatz H (1981) Verhaltenstherapeutische Standardmethoden - Ein Übungsbuch. Urban & Schwarzenberg, München

Grawe K (1988) Psychotherapeutische Verfahren im wissenschaftlichen Vergleich. Prax Psychother Psychosom 33: 153-167

Harris SL, Handelman JS (1987) Autism. In: Hersen M, van Hasselt VB (eds) Behavior therapy with children and adolescents. Wiley, New York, pp 224-240

Hawton K, Salkovskis PM, Kirk J, Clark DM (eds) (1989) Cognitive behavior therapy for psychiatric problems - a practical guide. Oxford University Press, Oxford

Heekerens HP (1989) Effektivität von Kinder- und Jugendpsychotherapie im Spiegel von Meta-Analysen. Z Kinder Jugendpsychiat 17: 150-157

Higginbotham HN, West SG, Forsyth DR (1988) Psychotherapy and behavior change - social, cultural and methodological perspectives. Pergamon Press, New York

Jones MC (1924) A laboratory study of fear: The case of Peter. Pedagog. Sem 31: 308-315

Kallinke D (1973) Ausblick auf Möglichkeiten der Verhaltensmodifikation mit Medikamenten. In: Brengelmann JC, Tunner W (Hrsg) Behaviour Therapy - Verhaltenstherapie. Urban & Schwarzenberg, München

Kazdin AE (1987) Conduct disorder in childhood and adolescence. Sage, Newberry Park, CA

Kuhlen V (1972) Verhaltenstherapie im Kindesalter. Juventa, München

Lazarus AA (1977) Has behavior therapy outlived its usefulness? Am Psychol 32: 550-555

Lovaas OI (1987) Behavioral treatment and normal education and intellectual functioning in young autistic children. J Consult Clin Psychol 55: 3-9

Mahoney MJ (1977) Kognitive Verhaltenstherapie. Pfeiffer, München

Marks M (1987) Experimental design in behavioural psychotherapy. In: Daly R J, Sand E A (eds) Psychological treatment of mental illness. Springer, Berlin Heidelberg New York Tokyo, pp 128-148

Meichenbaum D (1977) Cognitive-behavioral modification. Plenum, New York

Meyer V, Chesser ES (1971) Verhaltenstherapie in der klinischen Psychiatrie. Thieme, Stuttgart

Mowrer OH, Mowrer W (1938) Enuresis: A method for its study treatment. Am J Orthopsychiatry 8: 436-459

Murphy GE, Simons AD, Wetzel RD, Lustman PJ (1984) Cognitive therapy and pharmacotherapy singly and together in the treatment of depression. Arch Gen Psychiatry 41: 33-41

Patterson GR (1982) Coercive family process. Castalia, Oregon

Rapport MD (1987) Attention deficit disorder with hyperactivity. In: Hersen M, van Hasselt VB (eds) Behavior therapy with children and adolescents. Wiley, New York, pp. 325-361

Reid JB, Patterson GR (1976) The modification of aggression and stealing of boys in the home setting. In: Bandura A, Ribes-Inesta E (eds) Behavior modification. Lawrence Erlbaum, Hillsdale, NJ

Richman N, Douglas J, Hunt H, Landsdown R, Levere R (1985) Behavioural methods in the treatment of sleep disorders - a pilot study. J Child Psychol Psychiatry 26: 581-590

Rüger U (1990) Entwicklungstendenzen in der Psychotherapie. Dtsch Ärztebl 87: 865-869

Schaller S, Schmidtke A (1987) Verhaltenstherapie bei mutistischen Störungen. In: Speck O, Peterander F, Innerhofer P (Hrsg) Kindertherapie - Interdisziplinäre Beiträge aus Forschung und Praxis. Reinhardt, München, S 288-294

Schmidt MH, Esser G (1987) Verhaltenstherapeutische Vorgehensweisen bei der Behandlung der Anorexia nervosa. In: Speck O, Peterander F, Innerhofer P (Hrsg) Kindertherapie - Interdisziplinäre Beiträge aus Forschung und Praxis. Reinhardt, München, S 270-276

Schmidt NJ, Esser G (1981) Einflüsse auf die Effizienz der verhaltenstherapeutischen Behandlung der Enuresis. Z Kinder Jugendpsychiat 9: 217-232

Skinner BF, Holland JG (1972) The analysis of behavior. Mac Graw Hill, New York 1961 (dt. Analyse des Verhaltens, Urban & Schwarzenberg, München)

Skinner BF, Solomon HC, Lindsley OR (1954) A new method for the experimental analysis of the behaviour of psychotic patients. J Nerv Ment Dis 120: 170-206

Skinner BF (1938) The behavior of organisms. Appleton, New York

Watson JB, Rayner R (1920) Conditioned emotional reactions. J Exp Psychol 3: 1-14
Wells KC, Copeland BC (1985) Childhood and adolescent obesity. Prog Behav Modif 19: 145-176
Wendlandt W (1981) Verhaltenstherapie des Stotterns. Beltz, Weinheim
Whitman TL, Johnston MB (1987) Mental retardation. In: Hersen M, van Hasselt V B (eds) Behavior therapy with children and adolescents. Wiley, New York, pp 184-223

Intervention, Nichtintervention, Autonomie

F. Specht

Ein Kollege berichtet: Seiner Beratungsstelle wird durch die Schule ein Mädchen angekündigt. Es meldet sich die Mutter, die gleich beim ersten Gespräch erhebliche Zweifel am Nutzen dieses Schrittes äußert: Wenn ihre Tochter in der Schule störe und randaliere, dann lasse sich das nicht dadurch ändern, daß man in der Beratungsstelle darüber rede. Die Mutter erscheint nicht wieder. Nach einiger Zeit aber teilt die Lehrerin mit, es gebe mit dem Mädchen in der Schule kaum noch Schwierigkeiten, seit die Mutter - wie man dort glaubt - regelmäßig beraten werde (Schütt 1985).

Weitere Einzelheiten sind mir nicht bekannt. Manch einer könnte vermutlich Ähnliches berichten. Die Geschichte schließt jedenfalls bereits einen guten Teil der Fragen und Überlegungen ein, von denen hier die Rede sein soll:

1. Mit welchen Erwartungen werden kinder- und jugendpsychiatrische Interventionen veranlaßt? Welche Auftraggeber und Aufträge stehen hinter solchen Erwartungen?
2. Wie vertragen sich diese Erwartungen mit dem Selbstverständnis und der Selbstbestimmung der betroffenen Kinder und Erwachsenen?
3. Welche unerwarteten Wirkungen kommen durch Interventionen, durch Zurückweisung von Interventionen oder durch Verzicht auf Interventionen zustande?

Mit dem Begriff Intervention sind hier alle Formen geplanten Einschreitens und Eingreifens, alle Formen einer professionellen "Einmischung" gemeint. Sie reichen bei Beeinträchtigungen des seelischen Befindens und bei auffälligen Verhaltensweisen von der problem- und situationszentrierten Beratung - an wen sich diese vorrangig auch richten mag -, von medizinischen Verordnungen bis zur längerfristigen, methodisch strukturierten therapeutischen Beziehung zum Kind, zum Jugendlichen oder zu seiner Familie. Genau genommen gehört auch - scheinbar paradox - die begründete Nicht-Intervention dazu, da ihr ja zumindest eine Problemklärung vorausgeht.

Einflußnahme in vorbeugender Absicht wird zumeist nicht den Interventionen zugerechnet. Wirksame Prävention und Intervention sind indessen häufig miteinander verknüpft.

Zurück noch einmal zu dem einleitenden Bericht. Er ruft vermutlich eine Reihe von Erklärungsversuchen hervor: Hat die Zurückweisung weiterer Intervention dazu geführt, daß sich die Familie ihrer selbst und ihrer Kräfte bewußter geworden ist? Wurden deswegen die Demonstrationen des Mädchens in der Schule entbehrlich? Oder hat der Glaube, der Interventionsauftrag werde von der Beratungsstelle wahrgenommen, in der Schule zu einem entspannteren Umgang mit der Schülerin, zu einer anderen Beurteilung ihres Verhaltens, zu einem Übergehen ihrer Konfliktangebote geführt? Hat sich möglicherweise dies alles zugleich und in Wechselwirkung miteinander ereignet? Niemand kann es wirklich wissen.

Zwar kann man nicht sagen, es habe in diesem Fall überhaupt keine Intervention stattgefunden. Es ist ja immerhin zu einem fachlichen Kontakt gekommen. Doch hat sich dann keine weitere professionelle Einflußnahme angeschlossen. Der einzige Kontakt hat anscheinend als ein besonderes Ereignis gewirkt, das ohne Absicht und Plan das System der aktuellen Interaktionen dennoch folgenreich verändert hat.

Für ein solches Ergebnis ist es nicht unbedingt notwendig, daß die Intervention - wie in dem Beispiel - zurückgewiesen wird. Schon 1973 hat Herzog-Weischedel über ein Verschwinden von Symptomen (ohne Symptomverschiebung) nach der biographischen Anamnese bei 20 % der Kinder aus der Ambulanz eines psychotherapeutischen Institutes berichtet. Ähnliche Verläufe sind sicherlich vielen bekannt.

In beiden Fällen - Zurückweisung der Intervention und Verschwinden des Interventionsanlasses - sind Nicht-Intervention und deren Auswirkungen ohne ein Aushandeln und ohne fachliche Planung zustandegekommen.

Wie aber ist es, wenn die professionelle Meinung auf "Nichteinmischung" hinausläuft? Welche Gesichtspunkte können dafür maßgeblich werden? Wie kann man eine derartige Entscheidung verständlich machen und begründen, insbesondere gegenüber denjenigen, die zuvor nachdrücklich nach Therapie verlangt haben? Es ließe sich ja auch ein ganz anderer Verlauf der eingangs berichteten Geschichte denken: Nicht die Mutter, sondern die Beratungseinrichtung selber kommt zu dem Ergebnis, daß es nach einer Problemklärung keiner weiteren Interventionen bedarf. Die Schule erfährt davon und mißbilligt, daß keine "Therapie" stattfindet, steht der Schülerin deswegen weiterhin mit gespannter Erwartung gegenüber und trägt so dazu bei, die Nicht-Intervention als Fehlentscheidung der Fachleute erscheinen zu lassen. War es in der ersten Version vermutlich günstig, daß die Schule zunächst nichts davon wußte, daß überhaupt keine weiteren Kontakte stattfanden, wäre es bei der zweiten Version eher angebracht, die Schule in das Aushandeln über eine Nicht-Intervention einzubeziehen.

Es ist nicht selten so, daß der eigentliche Auftraggeber für eine fachliche "Einmischung" gar nicht die Familie des Kindes oder Jugendlichen ist. Des öfteren sind es Dritte, die die Inanspruchnahme eines Fachdienstes als erforderlich ansehen, dies vorschlagen und auch dazu drängen. Deren Erwartungen laufen zumeist auf "Therapie" hinaus. Damit ist dann häufig eine diffuse Zuschreibung von Einflußmöglichkeiten auf unerwünschtes Verhalten verbunden. Manchmal wird auch die Forderung nach einem bestimmten Vorgehen erhoben, wie es gerade en vogue ist: Verhaltenstherapie, Familientherapie oder auch Stimulanzientherapie. Dazu trägt eine bestimmte Art von Selbstdarstellung therapeutischer Vorgehensweisen ihr Teil bei.

Besonders schwierig wird es, Nicht-Intervention zu rechtfertigen, wenn dies einer ausdrücklichen Empfehlung von Fachleuten zuwiderläuft. So lagen die Dinge bei einem 10jährigen Jungen mit einer umschriebenen Lese-Rechtschreib-Schwäche, deren Behandlung wir in die Wege geleitet hatten. Die Legasthenie-Therapeutin war nach anfänglichem Erfolg mit den weiteren Fortschritten unzufrieden, erklärte sich dies mit einer emotionalen Blockierung und veranlaßte die Vorstellung des Jungen in einer anderen psychotherapeutischen Institution. Wir erfuhren dies erst, als sich die Mutter sehr beunruhigt bei uns erkundigte, ob denn wirklich alles mit einer schwerwiegenden seelischen Entwicklungsstörung zu erklären sei, für die sie sich verantwortlich glaubte, zumal eine längerfristige Psychotherapie vorgeschlagen worden war. Es ging nicht um zutreffende oder unzutreffende Feststellungen, sondern um deren Bedeutung und Gewichtung in einem biopsychosozialen Zusammenhang. Unsere Empfehlung, den Jungen erst einmal in Ruhe zu lassen, also auf weitere therapeutische Maßnahmen zu verzichten, fiel deswegen nicht besonders schwer, weil die Legasthenie-Behandlung unterdessen in Erwartung wirksamerer, psychotherapeutischer Interventionen eingestellt worden war, die Bereitschaft des Jungen zu schriftsprachlicher Kommunikation seitdem eher zugenommen hatte und die Fehlerqualität seiner Rechtschreibung weniger problematisch erschien. Dieser Verlauf und dessen Interpretation vermittelte zugleich der Mutter wieder Vertrauen in die eigenen Fähigkeiten und Möglichkeiten.

Natürlich stellt sich, bei vielen Beeinträchtigungen und Störungen wegen ihrer Ausprägung und Auswirkungen gar nicht erst die Frage, ob es angemessener sein könnte, nicht weiter zu intervenieren.

Es kommt darauf an, unter den Kindern und Jugendlichen deretwegen Kinder- und Jugendpsychiater in Anspruch genommen werden, diejenigen herauszufinden, bei denen ohne therapeutische Interventionen ein ungünstiger Verlauf der weiteren Entwicklung zu befürchten ist. Es gilt allerdings außerdem auch diejenigen zu erreichen, die bei gleichartiger Problembelastung noch zu keinerlei Angebot von Klärung, Beratung und erforderlichenfalls Behandlung gefunden haben. Der Anteil von Kindern und Jugendlichen, die wegen psychischer Störungen und Beeinträchtigungen behandlungsbedürftig sind, wird nach dem Ergebnis verschiedener epidemiologischer Erhebungen mit etwa 5 % veranschlagt. Diese Feststellung besagt nichts darüber, welche Art von Interventionen im einzelnen notwendig sind, und von welchem professionellen Dienst sie zu leisten wären.

Nachuntersuchungen wie schon bei Sheperd et al. (1973), in der Mannheimer Studie (Esser et al. 1990) oder bei den Längsschnittuntersuchungen von West (1982) zeigen zwar, welche problemanzeigenden Verhaltensweisen häufiger fortbestehen und somit als Anzeichen anhaltender seelischer Beeinträchtigungen und Störungen gelten können. Das Ergebnis solcher Erhebungen unterstreicht Interventionsnotwendigkeiten. Sie weisen aber ebenso auf die derzeitigen Grenzen von Interventionsmöglichkeiten und -aussichten hin, wie etwa bei bestimmten Störungen des Sozialverhaltens. Das kann einerseits Anstrengungen mobilisieren, andererseits aber auch zu resignativem Verzicht auf Interventionen führen. Für das Vorgehen beim einzelnen Kind haben die Ergebnisse von Längsschnittuntersuchungen nur begrenzte Bedeutung. Es liegen ja sowohl bei der Feststellung von Behandlungsbedürftigkeit als auch bei Ermittlung der Häufigkeit günstiger bzw. ungünstiger Verläufe Klassifizierungen nach Symptomverbindungen zugrunde; z.T. sind auch widrige Lebensumstände und -ereignisse in ihrer Bedeutung für den Verlauf berücksichtigt. Beim Abwägen von Interventionsnotwendigkeiten, Interventionsmöglichkeiten und Interventionsmodalitäten beim einzelnen Kind muß aber das gesamte Gefüge von Vulnerabilität, Belastungen und protektiven Bedingungen in die Überlegungen einbezogen werden.

Dabei sollen hier solche Faktoren in den Blick genommen werden, die sich erst dadurch ergeben, daß Hilfe in Anspruch genommen wird. Es geht dabei 1. um Veränderungen, die das Bedingungsgefüge, das System, durch die professionelle Einmischung - gleich welcher Art und Dauer - erfährt und um 2. Konflikte zwischen Intervention und dem Erhalt protektiver Bedingungen.

Veränderungen des Bedingungsgefüges

Veränderungen des Bedingungsgefüges kommen allein schon durch die Entscheidung für die Inanspruchnahme professioneller Hilfe zustande. Einer solchen Entscheidung gehen Überlegungen vorweg, bei denen der erwartete Nutzen und die möglichen Belastungen und Anstrengungen gegeneinander abgewogen werden. Das bleibt allerdings weitgehend Sache der beteiligten Erwachsenen. Noch vor jedem persönlichen Kontakt mit Fachleuten kommt es im Rahmen subjektiver Theorien zu einer Definition von Problemschwerpunkten und von Problembelasteten, mit der dann die Inanspruchnahme einer bestimmten Institution oder Profession erklärt und gerechtfertigt wird. Unabhängig davon, welche Art von Intervention den Betroffenen selbst vorschwebt, bekommen beunruhigende oder belastende *Erfahrungen* mit einem Kind oder Jugendlichen jetzt eine neue Bedeutung, als *Merkmale* nämlich eines hilfebedürftigen *Zustandes* des einzelnen oder seiner Familie. Das macht es leichter, ein Hilfeanrecht gegenüber den vorgegebenen Leistungssystemen - u.a. Gesundheitswesen, Jugendhilfe, Sozialhilfe - zu vertreten, die in der Regel Zustandsetikettierungen erwarten.

Nicht selten kommt während eines solchen Prozesses erst die Verdichtung der Problembelastung auf eine Person zustande. So läßt sich erklären, daß Eltern mit einem ihrer Kinder erscheinen, sich dann aber herausstellt, daß ihnen ein Geschwisterkind eigentlich noch mehr Sorgen bereitet. Den Ausschlag gibt dabei oft, bei welchem der Kinder die Problembelastung öffentlich - zumeist in der Schule - geworden ist. Es kommt dann leichter zur Übereinstimmung der Erwachsenen darüber, daß eine professionelle Einmischung notwendig ist. Eine derartige Übereinstimmung ist oft gar nicht vorhanden, d.h. ein Elternteil wünscht Hilfe in Anspruch zu nehmen, der andere mißbilligt das.

Der nächste Schritt, die Anmeldung, hat weitere, unterschiedliche Auswirkungen im Bedingungs- und Beziehungsgefüge. Bei der zumeist telefonischen Anmeldung erleben Rat- und Hilfesuchende eine erste Bestätigung für ihre Hilfeerwartungen oder aber auch für ihre Zweifel und Befürchtungen. Welche Bedeutung dieser Vorgang sowie die Gesprächsführung seitens der Institution dabei haben, hat sich u.a. bei den Untersuchungen von Barthe u. Thormann (1980) gezeigt. - Ebenso wie bei den dann folgenden ersten persönlichen Kontakten können einerseits Bedenken gegenüber einer "Enteignung der Probleme" (Steinert 1985) verstärkt werden, andererseits aber schon allein durch die Problemeröffnung gegenüber Fachleuten Entlastung und Zuversicht zustandekommen. Im einen wie im anderen Falle hat dies Veränderungen von Einstellungen und Verhaltensweisen zur Folge, wie sie weitere Interventionen überflüssig machen oder auch verhindern können.

Bedenken gegenüber einer "Enteignung der Probleme" beziehen sich darauf, daß Experten in der Lage sind, Sachverhalte auf eine Weise zu definieren und zu klassifizieren, die sich mit den Sichtweisen und Bewältigungsversuchen der Betroffenen nicht vertragen, daß sie zugleich aber über Einfluß und Beeinflussungsmöglichkeiten verfügen, ihre Definitionen wirksam werden zu lassen. Demgegenüber bleibt dann nur die Wahl zwischen Unterwerfen und Unterlaufen, zwischen Einbußen an Autonomie oder Bewahren von Autonomie in

der Zurückweisung solcher Art von Hilfe. - Derartige Bedenken lassen sich
nicht einfach unter Hinweis auf therapeutische Prinzipien abtun. Professionelle
Hilfe bedeutet Anwendung von Erklärungen, Handlungsansätzen und Vorgehensweisen, denen wissenschaftliche Theorien und eine davon hergeleitete Systematik zugrundeliegen. Einerseits garantiert dies die Verläßlichkeit therapeutischen Handelns. Andererseits bleiben wissenschaftliche Ansätze und
Theorien immer auf Ausschnitte der Wirklichkeit begrenzt. Keine Theorie
kann deswegen für sich allgemeingültige Erklärungs- und Handlungskonzepte
in Anspruch nehmen. Wenn dies wirklich bedacht wird, kann professionelle
Einmischung nur als wechselseitiges Lernen vor sich gehen, soll sie nicht am
Ende die Bewältigungsmöglichkeiten einer Familie in Frage stellen oder behindern. Zu lernen haben die Fachleute dabei das Erklärungs- und Begrün-
dungssystem der Hilfesuchenden, ihr Selbstverständis und den Sinn ihrer Pro-
blemlösungsversuche. Dies kann u.U. zu einem Einvernehmen über eine begründete Nicht-Intervention führen oder zu einem Verständnis von auffälligem
und störendem Verhalten als berechtigte Verteidigung von Autonomie.

Protektive Bedingungen

Zu den protektiven Bedingungen, die Kindern Stärke gegenüber Belastungen
und widrigen Ereignissen verleihen, gehört die Kette von Erfahrungen aus Situationen, in denen es möglich war, auf die eigene Lage Einfluß zu nehmen
oder zu behalten. Jede Intervention muß deswegen letzten Endes darauf hin-
auslaufen, Einschränkungen solcher Selbstverfügung aufzuhben und die Fähigkeit zur Auseinandersetzung mit Lebensbedingungen, Beziehungskonstellatio-
nen und mit erzieherischen Einwirkungen wiederherzustellen. Wird das aber
tatsächlich erwartet, wenn Interventionen angeregt, gefordert, geplant werden?
   Diffuse Erwartungen an "Therapie" laufen nicht so selten darauf hinaus,
Fremdverfügbarkeit mehr Geltung zu verschaffen. Das dürfte besonders dann
der Fall sein, wenn Interventionen wegen Auffälligkeiten des Sozialverhaltens
veranlaßt werden. Der immanente Widerspruch der Interventionsziele trägt
dann seinen Teil zu Mißerfolgen bei.
   Auch bei der Behandlung von Teilleistungsschwächen bzw. umschriebenen
Lernstörungen können Interventionen in Gegensatz zu protektiven Bedingungen geraten. Sie werden durch ein Versagen gegenüber bestimmten Leistungs-
erwartungen veranlaßt. Jede derart an einem Defizit orientierte Einflußnahme
betont zugleich die Bedeutung, die dieses Defizit in den Augen anderer hat.
Wenn man das Selbstwertgefühl eines leserechtschreibschwachen Schülers einerseits von einer Überbewertung korrekter Orthographie entlasten will, ihm

aber anderseits eine zeitaufwendige Legasthenie-Behandlung angedeihen läßt, dann mutet man seiner Widerspruchstoleranz einiges zu. Die Ungewißheit über die wahren Interessen der Erwachsenen und über die Bedeutung des Mangels kann - wenn der Widerspruch nicht beachtet und berücksichtigt wird - alle Fortschritte blockieren. Manche Kinder weisen von vornherein jede bei ihren Teilleistungsschwächen ansetzende Intervention zurück, um mit sich selber in Übereinstimmung bleiben zu können. Manche schlagen sich dabei dann auch letztlich erfolgreich durch - abhängig natürlich vom Ausmaß der ursprünglichen Beeinträchtigungen.

Die meisten Kinder und die meisten Jugendlichen werden sich, sobald sie es mit einem professionellen Helfer zu tun haben, fragen: Wie wird mit meiner Selbstbestimmung, meiner Freiheit umgegangen? Wessen Interessen werden von den Helfern vertreten? Was gilt ihr Bestreben, sich selber zu helfen? - Die Antworten haben für das, was mit dem Begriff "Vertrauen" gekennzeichnet wird, mehr Bedeutung als etwa die Anerkennung professioneller Kompetenz. Dies ist um so mehr der Fall, je mehr Autonomie- und Selbstwertprobleme mit dem Anlaß der Inanspruchnahme verbunden sind, wie z.B. bei anorektischem und schulphobischem Verhalten.

Thesen

Abschließend sollen aus den vorangegangenen Überlegungen Thesen hergeleitet werden:

1. Verzicht auf Interventionen oder auf die Fortsetzung von Interventionen kann unter bestimmten Voraussetzungen eher Veränderungen bewirken und mehr zu einem wünschenswerten Verlauf der Entwicklung beitragen als Interventionen oder deren Fortsetzung.

2. Ob ein solcher Verzicht berechtigt ist, ob ein Aushandeln mit den Beteiligten in diese Richtung führen soll oder ob die Zurückweisung von Interventionen hingenommen werden kann, läßt sich nur unter Berücksichtigung der bekanntgewordenen Vulnerabilität, Belastungen und protektiven Bedingungen abschließend beurteilen.

3. Vollständige Kenntnis dieser Bedingungen läßt sich in Situationen, in denen es um Verzicht auf Interventionen geht, allerdings häufig gar nicht erlangen. Entscheidungskriterien lassen sich aber trotzdem finden. Sie sind zu suchen bei den Interessen und Interessenten an einer Intervention, bei

dem Prozeß der Inanspruchnahme, bei den möglichen Auswirkungen von Interventionen auf das Selbstverständnis, vor allem aber auf das Bestreben nach Selbstbestimmung, nach Selbstbehauptung und nach erfolgreichem Einsatz eigener Bewältigungsmöglichkeiten von Kindern oder Jugendlichen und ihren Familien.

Literatur

Barthe H J, Thormann K (1980) Zum Gesprächsverhalten von Beratern bei telefonischen Erstkontakten und dessen Bedeutung für das Erleben der Klienten und deren Einstellung gegenüber psychologisch-psychiatrischer Beratung. Psychol. Dipl.-Arbeit, Göttingen

Esser G, Schmidt M H, Woerner W (1990) Epidemiology and course of psychiatric disorders in school-age children - Results of a longitudinal study. J Child Psychol Psychiatry 31: 243-263

Herzog-Weischedel D (1973) Zum Problem der Symptomheilung bei Kindern nach der biographischen Anamnese. Prax Kinderpsychol Kinderpsychiat 22: 84-87

Schütt K (1985) Diskussionsbemerkung. In: Bedingungen und Einflußmöglichkeiten institutioneller Erziehungs- und Familienberatung. Bundeskonferenz für Erziehungsberatung, Fürth

Sheperd M, Oppenheim B, Mitchell S (1973) Auffälliges Verhalten bei Kindern - Verbreitung und Verlauf. Vandenhoeck & Ruprecht, Göttingen

Steinert H (1985) "Enteignung der Konflikte". Analyse eines Typs von Gesellschaftskritik. In: Bedingungen und Einflußmöglichkeiten institutioneller Erziehungs- und Familienberatung. Bundeskonferenz für Erziehungsberatung, Fürth

West DJ (1985) Delinquency. Its roots, careers and prospects. Heinemann, London

Begegnung mit dem therapeutisch Unmöglichen

T. Schönfelder

Mit Zuwachs an Behandlungsmethoden in der Entwicklung einer hochtechnisierten modernen Medizin wachsen Heilungserwartungen. Aufklärung, breite Vermittlung von Kenntnissen über wissenschaftliche Fortschritte in den Medien und zuversichtliche Formulierungen im Hinblick auf die Wirksamkeit von Medikamenten und technischen Verfahren führen zur Erweiterung des Erwartungshorizontes - nicht nur bei Kranken, sondern auch bei uns, den Angehörigen von Heil-Berufen und Heil-Hilfsberufen.

Hoffnungen richten sich nicht nur auf die Breite des therapeutischen Angebotes, die Zunahme des Repertoires an Behandlungsmöglichkeiten. Sie beziehen sich auch darauf, daß Mögliches wahrscheinlich wird, wenn nur das "Richtige" aus einem breitgefächerten medizinischen Instrumentarium gewählt und indikationsgemäß, d.h. nach sorgfältiger diagnostischer Prüfung, angewendet wird.

Groß ist die Verführung durch real oder vermeintlich Machbares in der Therapie: - "Unmögliches wird sofort erledigt, Wunder dauern etwas länger" - in diesem Werbeslogan einer Ausstattungsfirma steckt Sehnsucht und Machtanspruch zugleich. Er ist ironisierend gewiß auch übertragbar auf andere Lebensbereiche, in denen es - wie im Gesundheitswesen auch - um Dienstleistungen geht.

Zweifel an der Effizienz moderner medizinischer Methoden stellt die andere Seite der gleichen Medaille dar: Regen Zulauf haben sog. Außenseitermethoden, Methoden, die sich der empirischen Überprüfbarkeit nach naturwissenschaftlichen Kriterien entziehen, gleichwohl aber wegen erfahrungswissenschaftlicher Begründungen an den Pforten der Schulmedizin nicht rundheraus abgewiesen werden.

Darüber hinaus finden Heilungsversprechen Gehör, die - eher als Heilsbotschaften formuliert - die Abkehr vom naturwissenschaftlichen Krankheitsmodell und darauf aufbauende Behandlungsverfahren noch radikaler vollziehen. - "Heile, heile Segen ...." der alte Kindervers tönt in vielen Ohren.

Angesichts solcher Allmachtsphantasien, vor allem aber auch in der Identifikation mit einem an Jugend und Leistungsfähigkeit orientierten

Lebensgefühl wiegt die Erkenntnis schwer, daß etwas nicht (mehr) heil werden, Heilung nicht eintreten kann. Je näher der Anspruch auf eben dieses Lebensgefühl liegt, um so schmerzlicher ist die Aussöhnung mit dem therapeutisch Unmöglichen. Was Wunder, daß sich die Aufmerksamkeit vornehmlich auf Erfolg, auf Effizienz und deren Kontrolle richtet und weniger auf die schicksals- und altersabhängige Begrenztheit therapeutischer Wirkungsmöglichkeiten.

Unrealistische Erwartungen werden durch schmerzliche Erfahrungen korrigiert. Wie aber gehen wir als zum (Be-) Handeln Aufgerufene in diesem Prozeß um mit denen, die sich über therapeutische Möglichkeiten getäuscht haben? Wie gehen wir um mit eigener Täuschung über tatsächliche Erfolgserwartungen? Wie gehen wir um mit Ent-Täuschung?

Diesen und damit zusammenhängenden ärztlichen Fragen sollten wir auch im Rahmen der Kinder- und Jugendpsychiatrie gründlicher nachgehen: Aller Fortschritt in der Entwicklung und Differenzierung auch von psychotherapeutischen Behandlungsverfahren kann doch nicht darüber hinwegsehen lassen, daß für einen großen Anteil Betroffener "Therapie" im Kontext individueller und lebensgeschichtlicher Zusammenhänge "nicht möglich" ist, bzw. es diese "nicht gibt": Therapie hier verstanden im Sinne eines zeitbegrenzten, nach definierten Regeln ablaufenden Beziehungsvorgangs mit bestimmter, auf Befindens- und/oder Verhaltensänderung gerichteter Zielsetzung.

"Eine Therapie ist leider nicht möglich." "Die Indikation zu einer Therapie konnte nicht gestellt werden." Diese und ähnliche Sätze waren es, die die Eltern von Isa, einem von einem sogenannten frühkindlichen Demenzprozeß befallenen kleinen Mädchen erreicht hatten, - nur diese. Es schloß sich die uns allen bekannte tragische Odyssee von einem Arzt zum nächsten, einer Institution zur anderen an in der Hoffnung, die in diesen Sätzen liegende Aussage ließe sich aufheben oder zumindest relativieren. In unserer Fachabteilung sollte "das letzte Wort" gesprochen werden. Was hätte ich den Eltern sagen können nach ihrem Bericht und der Durchsicht der andernorts umfassend und sorgfältig erhobenen Untersuchungsbefunde? Im Grunde nichts anderes als: "Kein mit unseren Mitteln nachweisbarer krankhafter Befund" und: "Wir kennen keine wirklich wirksamen Behandlungsverfahren." Gesagt habe ich, daß es ihnen als Eltern gewiß schwerfalle, ihr Kind wieder in eine Klinik zu bringen, so weit weg von zuhause. Ich merkte, daß ich sie erreicht hatte und sie mich.

Empathie, Einfühlung: Ist das ein Sich-Hinein-versetzen in den anderen? Ist es nicht vielmehr so, daß ich den anderen vorübergehend in mich aufnehme, (mich auf) ihn einlasse? Daraus kann (therapeutische) Wirkung entstehen - keine Einwirkung auf den anderen, sondern Mitwirkung an einem gemeinsamen Prozeß.

Nach Martin Buber ist Beziehung Gegenseitigkeit und Wechselseitigkeit mit einem ganzheitlich erfaßten Gegenüber. Diese auf das "Du" gerichtete Sichtweise schließt objektivierende Betrachtungen nicht aus, wenn diese sich innerhalb der beide umfassenden Beziehung abspielen. Das gilt für die therapeutische Beziehung in der Medizin überhaupt und insbesondere für den psychotherapeutischen Umgang.

In der therapeutischen wie übrigens auch in der pädagogischen Beziehung ist freilich die dialogische Gegenseitigkeit nicht voll aufrecht zu erhalten: Die zwischenmenschliche Begegnung hat eine mit einem bestimmten Auftrag verbundene Zielsetzung. Übernimmt der therapeutisch tätige Mensch diesen Auftrag, ist er genötigt, einen durch seine besondere Kompetenz definierten Teil von sich dem anderen zur Verfügung zu stellen. Er nimmt nicht nur seinen Pol in der Beziehung ein, sondern steht zu einem Teil an der Seite des Gegenübers. Er allein ist verantwortlich für den in der Phantasie gewährten Schutzraum um die Beziehung.

Zurück zu meiner Situation im Umgang mit den Eltern, zu meinem "Nein" auf ihre Frage, ob das Kind wieder gesund werden würde, "so wie früher". Die so gestellte Frage machte deutlich: Es ging im Grunde gar nicht mehr um "Behandlungsmöglichkeiten" - diese waren schon zu oft verneint worden. Es ging um die bisher nicht wirklich vollzogene tiefe Trauer um den Verlust des gesunden Kindes, darum, daß nun die Eltern "Leidende" (Patienten) und in ihrem Leiden alleingelassen waren.

"Was ist therapeutisch möglich?" war nicht gefragt worden. Dies hätte freilich eine Umdefinition des Auftrags erforderlich gemacht in der Einsicht, daß wirksame psychische, pädagogische, psychosoziale Hilfen für das Kind zu mobilisieren sind, wenn die Eltern in der Auseinandersetzung mit ohnmächtiger Wut, Resignation und Trauer auf eine therapeutisch wirksame Unterstützung finden. Erst durch die Erfahrung einer dialogischen Teilhabe an ihrem Leid konnten sie schließlich dem Suchen nach medizinischen Hilfen ein Ende setzen und sich dem Leben mit einem geistig behinderten Kind öffnen. Immer wieder taucht bei diesen und ähnlichen Problemen die Frage nach dem Verhältnis von therapeutischer Beziehung zu ihrem Inhalt auf. Wann fängt diese Beziehung an? Mit dem Eingehen eines Behandlungsvertrages oder schon mit der ersten diagnostischen Frage, die eine Behandlungsmöglichkeit in der Phantasie der Eltern fast schon vorwegnimmt? Ist die Beziehung angelegt auf methodenzentrierte, problemorientierte, prozeßbezogene Arbeit? Auf alles zugleich, auf Schwerpunkte? Hört die therapeutische Beziehung auf, wenn ich mein "Werkzeug", d.h. ein mir theoretisch und methodisch vertrautes Instrumentarium aus der Hand legen muß, weil es nicht greift?

Als Therapeutin gehe ich davon aus, daß ich in einem professionalisierten zwischenmenschlichen Bereich Instrument und Spielerin dieses Instruments zugleich bin. Zwar richte ich mich nach Partituren - theoretischen Grundlagen - und versuche, diese mit bestimmten Spielregeln - methodischen Konzepten - umzusetzen. Gelegentlich aber lege ich die Partitur beiseite, ändere Spielregeln und improvisiere, wenn ein therapeutisches Ziel auf dem eingeschlagenen Weg offensichtlich nicht erreicht werden kann. Ich mache Pausen, lege das Instrument aber nicht aus der Hand, sondern warte auf neuerlichen "Einsatz", der dann vielleicht ein ganz anders klingendes gemeinsames Spiel einleitet.

Wollen wir allein jene Prozesse als Therapie gelten lassen, die "nach allen Regeln der Kunst" als psychotherapeutische Verfahren ausgewiesen sind? Je sicherer wir unseren Rückhalt finden in diesen Regeln, je sorgfältiger wir mit uns selbst, als unserem wichtigsten therapeutischen Instrument, diesen Regeln gemäß umgehen, um so einfallsreicher und mutiger können wir in einer therapeutischen Beziehung Beistand und Begleitung sein. Wir können den Dialog aufnehmen auch mit denen, die vom Wege des therapeutischen Fortschritts aus vielfältigen Gründen ausgeschlossen scheinen. Lasse ich mich auf einen solchen Menschen ein und wechsele meine eigene Perspektive, so kann ich nicht beitragen zu einer erhofften Veränderung im Sinne des "Heil-Werdens", wohl aber zu einem Wandel im Erleben und Verhalten durch korrektive Erfahrungen im Umgang mit unaufhebbarem Leiden und Leid.

Literatur

Buber M (1984) Das dialogische Prinzip. Lambert Schneider, Heidelberg
Schönfelder T (1990) Zur therapeutischen Beziehung in der Psychiatrie. Hamburger Ärzteblatt 4, 126-128
Schönfelder T (1989) Sprechen und Schweigen. Vortragsmanuskript der "Ärztekanzel" in St. Nikolai, Hamburg am 29.11.1989 (bisher unveröffentlicht)

Therapie und Pädagogik
in der Kinder- und Jugendpsychiatrie

R. Lempp

Wenn man die Begriffe "Therapie" und "Pädagogik" nebeneinander stellt, so wird jeder Begriff einem bestimmten Berufsbild zugeordnet: die Therapie oder das Heilen dem Arzt, die Pädagogik oder die Erziehung dem Lehrer, wobei jeweils das Fremdwort eine höhere Professionalität vorgibt. Therapieren ist Sache des Arztes, behandeln kann auch ein Laie, ein Quacksalber oder irgendein Heil-Hilfsberuf, Pädagogik betreibt der ausgebildete Lehrer, Erziehung ist auch Sache der Eltern.

Diese Aufteilung auf verschiedene Berufsgruppen scheint auch die Abgrenzung dieser beiden Begriffe nahezulegen. Therapie gehört zur Krankheit, Pädagogik dagegen gehört zum Kinde, und zwar zum gesunden Kind. - Man müßte eigentlich genauer definieren und feststellen, daß Pädagogik nicht zum Kinde gehört, sondern zum Erwachsenen in seinem Verhältnis zum Kinde, wodurch aber auch hier, wie bei der Therapie, die scheinbare Einbahnstraße der Wirkung vom Therapierenden zum Therapierten und vom Pädagogen zum zu erziehenden Kinde vorgegeben ist. Diese Einbahnstraße ist aber eine sehr typische Vorgabe, die zwischen Arzt und Patienten ebenso wie zwischen Lehrer und Schüler (es gilt natürlich auch immer die weibliche Form) keine wechselseitige Beziehung zum Ausdruck bringt, sondern nur eine einseitige Wirkungsrichtung, so, wie etwa der Handwerker am Werkstück arbeitet -. Herzka (1979) hat in einem Editorial der "Acta paedopsychiatrica" eine Gegenüberstellung von Psychotherapie und Pädagogik vorgenommen. Er formuliert ganz einfach und einleuchtend: "Das psychoreaktiv erkrankte Kind braucht Psychotherapie, weil es krank ist - und es braucht Pädagogik, weil es ein Kind ist." Und er stellt dann, seiner Neigung und seiner großen Fähigkeit zur Dialogik folgend, eine Reihe von Begriffspaaren für Pädagogik und Psychotherapie einander gegenüber. Er weist der Pädagogik "Vorbild, Führung, Korrektur" zu, der Psychotherapie "Assoziation und Interpretation". Er sieht bei der Pädagogik mehr Realität als Phantasie, bei der Psychotherapie umgekehrt, bei der Pädagogik mehr Nähe als Distanz, bei der Psychotherapie wiederum mehr Distanz als Nähe, vor allem aber sieht er die Beziehung bei der Pädagogik grundsätzlich immer vorhanden, allenfalls verbunden mit Beziehungswandel, in der Psychotherapie jedoch nur vorübergehend während der Therapiestunde. Die Sprache sei bei der Pädagogik realitätsbezogen, direkt, während in der Psychotherapie die Metakommunikation im Vordergrund stehe.

Der von Herzka (1979) für die Psychotherapie als wichtig befundene Begriff der Distanz findet sich auch bei dem Sozialpädagogen Thiersch (1985) wieder, der pädagogisches Handeln versteht als eines, das sich offen auf die Probleme der Lebenserfahrung des Klienten bezieht, das versucht, diesen Problemen im Lebensfeld nachzugehen, und das sich den Erfahrungen des Klienten anschmiege, wogegen therapeutisches Handeln sich auf definierte und ausgrenzbare Probleme beziehe und bei welchem Distanz und aufgabenbezogene deutliche Hierarchie das Selbstverständnis des Helfers bestimmen.

Diese Betonung der Distanz bei zwei Kennern ihres Fachs macht mich stutzig. Warum ist bei der Pädagogik Nähe erlaubt, ja gefordert, und warum ist sie bei der Therapie, speziell bei der Psychotherapie, um die es ja hier in der Kinder- und Jugendpsychiatrie vor allem geht, unerwünscht, ja offenbar nicht erlaubt?

Der Begriff der Therapie entstand ja nicht von vornherein für die Behandlung psychischer Störungen, sondern beschreibt vor allem das Handeln des Arztes gegenüber dem körperlich Kranken, wie überhaupt der Arzt ja zunächst nur und ausschließlich für die Störungen der Körperfunktionen, für die Krankheit zuständig war. Für die seelische Gestörtheit waren weder der Arzt noch der Lehrer zuständig, sondern der Priester, welcher weder heilt noch erzieht, sondern bekehrt oder allenfalls Geister beschwört, und das Böse durch Exorzismus austreibt. Erst im Laufe des 19. Jahrhunderts wurde die psychische Störung den Krankheiten zugeordnet und damit in die Zuständigkeit des Arztes gebracht.

Pichot (1983) sieht in der vielzitierten Veröffentlichung Griesingers 1845, in der er feststellt, daß es sich bei psychischen Leiden um Erkrankungen des Gehirns handle und daß "Irrsinn" das Symptom einer pathologischen Veränderung des Gehirns sei, die Geburtsstunde der medizinischen Psychiatrie in Deutschland. Auch Kraepelin (1887) hob in seiner Antrittsvorlesung in Dorpat diese Feststellung als das besondere Verdienst Griesingers hervor. Mit dieser Zuordnung psychischer Störung und Gestörtheit als Krankheit, ja sogar als körperliche Krankheit, war sie aber auch gleichzeitig der Verantwortung des Patienten entzogen, und damit war auch klar definiert, daß Erziehung oder gar Strafe, wie sie ja in den vorausgegangenen Zeiten durchaus auch bei psychisch gestörten Menschen angewandt wurden, keinen Platz mehr hatte. Es war dies die Befreiung der psychisch Kranken. Der Arzt war für psychische Störungen allein zuständig und es entstand der Begriff des Psychiaters, des "Seelenarztes".

Ich meine, daß diese Zuweisung seelischer Störung als Krankheit außerhalb von Schuld und Verantwortung des Betroffenen nicht nur ein Ergebnis der Aufklärung der Humanität war - das gewiß auch -, sondern daß damit auch eine Urangst abzuwehren versucht wurde, die psychische Störungen viel stärker als jede andere körperliche Erkrankung in der Umgebung der von ihr Betroffenen auslöste, und zwar noch bis heute.

Das Faktum, daß es ja offensichtlich möglich ist, daß man als Mensch sich in seiner Persönlichkeit verändern kann und man dann nicht mehr derselbe ist, daß man im Grunde seiner Identität verlustig gehen kann, und daß man möglicherweise selbst daran beteiligt sein und daran "Schuld" tragen könnte, wirkt als so bedrohliche Erfahrung, daß es wohl überall zunächst zu dem nur mühsam zu überwindenden Impuls kommt, sich abzuwenden und den psychisch Gestörten auszugrenzen. Gegen dieses Vorurteil kämpft die Psychiatrie, seit es sie gibt, und die Feststellung, daß psychische Gestörtheit eben "nur" eine Krankheit sei, wie die Lungenentzündung, die Hepatitis oder eine Vergiftung, war das wichtigste Instrument, diese irrationale Angst vor der psychischen Störung abzubauen. Im Grunde, das müssen wir zugeben, hat sich dieses Instrument jedoch als stumpf erwiesen. Es ist bis heute nicht gelungen, - und ich glaube, es wird nie ganz gelingen - die Scheu vor der Psychiatrie und den psychisch Gestörten zu beseitigen und Geisteskrankheiten allgemein als ganz "normale" Krankheiten anzusehen.

Es stellt sich für mich in diesem Zusammenhang die Frage, ob die eigenartige Forderung der Distanz in der Psychotherapie nicht doch auch in einem Zusammenhang steht mit der magischen Furcht vor psychischer Gestörtheit, mit der man sich nicht zu sehr einlassen dürfe.

Demgegenüber nimmt die Pädagogik die Nähe, Vorbild und Liebe für sich in Anspruch, das Vorbild, das dem Kinde oder dem zu Erziehenden möglichst nahe und ständig vor Augen stehen soll, und die Liebe, die sich ganz auf das anvertraute Kind einläßt. Hier wird auch wieder die anhaltende Beziehungsdauer in der Pädagogik deutlich, der sich die Psychotherapie auf ihre Therapiestunde beschränkt gegenübergestellt sieht.

Mit der Zuordnung psychischer Gestörtheit zu den Krankheiten wird sie auch gleich mit dem somatischen Modell der Krankheit gleichgesetzt, deren Ursache in aller Regel von außen kommt, die in den gesunden Organismus eingreift und ihn stört, und wo es keine Auseinandersetzung zwischen Gut und Böse, keine Auseinandersetzung mit Schuld geben kann wie bei der Pädagogik.

Wenn wir allerdings die Phänomene, die wir als seelische Krankheiten beschreiben - und ich gehe hier von der typischen Form der schizophrenen Psychose aus - eine Störung der Mitmenschlichkeit sehen, wie dies Kimura (1970) definiert hat, eine Störung der Beziehung zwischen den einzelnen Menschen, dann müssen wir sehr bald erkennen, daß der seiner Art nach immer somatisch orientierte Krankheitsbegriff nicht weiterführt und uns auch nicht hilft bei der Definition dessen, was wir zur Hilfe für die uns anvertrauten Patienten tun.

Wenn es sich aber bei der Psychose um eine Störung der Beziehung des betroffenen Menschen zu seinen Mitmenschen handelt, dann muß doch diese Beziehung im Mittelpunkt unserer helfenden und heilenden Aktivität stehen, und daß es hier mit Distanz, wie sie der überlegene Chirurg gegenüber einer zu entfernenden Geschwulst zeigen kann oder der Orthopäde, der ein gebrochenes Bein schient, nicht getan sein kann. Es liegt nahe, daß hier die Nähe, das von Liebe, das heißt von Emotionalität getragene Beziehungsangebot der Pädagogik viel mehr am Platze ist.

Wenn wir, wie sich das bei uns bewährt hat, bei schizophrenen Psychosen beobachten, wie sie aus ihrer individuellen Nebenrealität nicht mehr zur gemeinsamen Realität mit ihrer Umwelt zurückfinden, ja diese ängstlich ablehnen, dann ist hier gerade das ständige Beziehungsangebot als vertrauensbildendes Vorbild und die möglichst bedingungslose Akzeptanz entsprechend den frühinfantilen Bedürfnissen der psychotisch Kranken der gebotene Weg (Lempp 1990). Nach der üblichen Definition von Therapie, auch nach der von Herzka (1979) gegebenen, entspricht aber das hier geforderte Verhalten der Therapeuten doch vielmehr dem der Pädagogen.

Viele, gerade auch psychotherapeutisch orientierte Einrichtungen, in welchen psychotisch kranke Kinder und Jugendliche behandelt werden, trennen zwischen Real-Raum und Therapie-Raum. Der Real-Raum wird bestimmt durch die Notwendigkeiten des stationären Alltags und des Zusammenlebens mit den übrigen Patienten. Er entspricht der gemeinsamen Realität. Der Therapie-Raum demgegenüber beschränkt sich auf die Therapiestunde, in welcher den Patienten die Nebenrealität zugestanden wird und der Therapeut sich mit dem Patienten in dieser Nebenrealität bewegt. Nach einer Stunde kehrt er brüsk zurück in die von ihm gefürchtete Realität, was man ihm allenfalls durch Psychopharmaka erleichtert. Wie aber soll sich der Patient, der in der Bewertung dieser Lebensräume so verunsichert ist, hier zurechtfinden und erkennen, was nun die gemeinsame, allgemeingültige Realität ist: Die Stunde beim Therapeuten, in der er sich wohl fühlt oder die Welt außerhalb des Therapiezimmers, vor der er sich fürchtet? Dazu kommt, daß die bedrohliche gemeinsame Realität auf Station mindestens 23 Stunden des Tages seine Lebenssituation bestimmt, gegenüber höchstens einer Therapiestunde am Tage. Es bietet sich an, die Verhältnisse umzukehren und den Tagesablauf zur Therapie zu machen, nicht allerdings in der Weise, daß alle Mitarbeiter und alle Patienten auf Station sich nach der Nebenrealität des Patienten richten, was gar nicht möglich wäre und zum Chaos führte, sondern dadurch, daß die Mitarbeiter im ständigen Umgang mit dem Patienten sich zwar über dessen Leben in der Nebenrealität klar sind, sich aber ihm als Repräsentanten einer nicht bedrohlichen und damit allmählich akzeptablen gemeinsamen Realität geduldig anbieten. Das aber ist nach der gegebenen Definition nicht mehr Therapie, sondern allenfalls Pädagogik.

Hier ist ein kurzes klärendes Wort zum Begriff der Distanz notwendig: Verzicht auf Distanz kann hier nicht bedeuten, daß der Therapeut und die Mitarbeiter sich ohne Hilfe und Kontrolle in die Nebenrealität des psychotischen Patienten einbeziehen lassen und sich ihr ausliefern, was schnell zu psychotischen Episoden bei den Mitarbeitern führen könnte, wie wir dies bei PJ-Studenten erleben mußten, sondern der Verzicht auf Distanz kann nur bedeuten, sich unter ständiger Selbstkontrolle und Supervision auf den Patienten einzulassen und ein kontinuierliches und letztlich unerschütterliches Beziehungsangebot zu machen. Dies verlangt zumindest bei den Mitarbeitern eine stabile Ich-Struktur, die Rückendeckung durch das Team und immer wieder entlastende Atempausen durch Wechsel mit den anderen Bezugspersonen, die miteinander für den Patienten verantwortlich sind.

Die Notwendigkeit, aus dem therapeutischen Umgang einen pädagogischen zu machen, wurde am Beispiel der psychotischen Jugendlichen deutlich gemacht. Das gleiche gilt aber auch ebenso für den Borderline-Patienten oder den schweren Zwangs- und Angstneurotiker. Wenn wir die Therapie verstehen als ein Handeln zur Überwindung eines bestimmten und abgrenzbaren Problems, und Pädagogik als eine Hilfe zum Lernen von Regeln und zum Zurechtfinden im Raum der gemeinsamen Realität, dann ist auch bei diesem pädagogisches Handeln die adäquate Form, daß sie sich nicht auf die Störung, auf das umschriebene Problem, beschränkt, sondern den ganzen Menschen in die Bewältigung des Alltagsraumes miteinbezieht und ihn dabei unmittelbar begleitet. Thea Schönfelder (1979) sagte bei der Darstellung der Familientherapie in der Kinder- und Jugendpsychiatrie, daß der Therapeut sich nur bereithalten könne für eine Form des Miteinander-Umgehens, die allen Beteiligten möglich sei. Das "Miteinander-Umgehen" zu erlernen ist eine typisch pädagogische Aufgabe.

Ich kann hier nur aufs neue mein "ceterum censeo" anbringen: Das Festhalten am somatisch geprägten und darauf fixierten Krankheitsbegriff verstellt uns den Zugang zu psychischen Störungen und psychischem Leiden, weil er uns daran hindert, unsere Beziehung zum Patienten in den Mittelpunkt unserer helfenden Tätigkeit zu stellen, sondern uns immer aufs neue uns am zufälligen Symptom orientieren und festhalten läßt.

(Darüber hinaus wird er in früher Zukunft der Aufhänger werden, an welchem die Psychologen und Sozialpädagogen uns auf diesen Krankheitsbegriff festnageln und uns auf die körperliche Therapie beschränken werden. Wir können dem nur begegnen, wenn wir uns auch jenseits des Krankheitsbegriffes für die Hilfe bei jedem subjektiven Leidenszustand zuständig fühlen.)

Pädagogik, die nicht von der Beziehung, von der Übertragung und Gegenübertragung im psychoanalytischen Sinn getragen ist, verkommt zur Dressur, und Therapie, die nicht ständig auch die realen Lebensbedingungen im Auge behält und dem Patienten bei ihrer Bewältigung hilft, läuft Gefahr, neurotisches wie psychotisches Erleben zu fixieren. Es geht allerdings nicht darum, Regression und das Leben in der Nebenrealität zu verbieten, sondern als Therapeut die akzeptable gemeinsame Realität zu verkörpern.

Es stellt sich aber in diesem Zusammenhang noch eine Frage: Ist Erziehung und ist Psychotherapie eigentlich lehrbar? Gerade weil es in beiden Fällen, ob man sie nun trennt und differenziert oder nicht, tatsächlich um die Beziehung zwischen Erzieher und Kind und Psychotherapeuten und Patienten geht, entzieht sich doch wohl der entscheidend wirksame Anteil dieses Handelns, der Erziehung wie der Psychotherapie, einer Lehrbarkeit, wie sie etwa einer technischen Handfertigkeit, beispielsweise dem Autofahren zukommt. Natürlich ist im Bereich der Erziehung lehrbar, die Bedürfnisse des Kindes in seinen einzelnen Lebensabschnitten zu erkennen und zu berücksichtigen. Lehrbar ist zweifellos auch das Wissen über die Möglichkeiten der Entstehung psychischer Störungen. Dagegen erscheint mir die Fähigkeit, sich selbst als pädagogischer Psychotherapeut oder psychotherapeutischer Pädagoge in die Beziehung zum psychisch gestörten Kind oder Jugendlichen in helfender Weise einzubringen, nicht durch die Vermittlung theoretischer Kenntnisse lehrbar zu sein, sondern ausschließlich durch das Miterleben in einer therapeutischen Gemeinschaft. Auch im natürlichen Raum der Pädagogik, der Erziehung in Schule und vor allem in der Familie, hat sich gute Erziehung schon längst als nicht lehrbar erwiesen. Das sagt schon das bekannte Sprichwort: "Pfarrers Kind und Müllers Vieh geraten selten oder nie." Jedenfalls steht gute, d.h. hilfreiche Erziehung in ihrer Qualität in keiner Beziehung zur pädagogischen Professionalität der jeweiligen Eltern. Was wir also unseren Mitarbeitern in der Kinder- und Jugendpsychiatrie weitergeben können, ist neben den theoretischen Kenntnissen über frühkindliche Bedürfnisse und Möglichkeiten der Fehlentwicklung gemeinsame Arbeit, die Therapie und Pädagogik in sich untrennbar vereinen. Erziehung ist Vorbild und Liebe, Psychotherapie ist es auch, nur nennen wir es dort Übertragung. Wenn wir bereit sind, auf diese wie ich meine künstliche und erst im Zeitalter der Aufklärung entstandene Trennung zu verzichten, wird sich uns, davon bin ich überzeugt, auch ein weiterführender Zugang zum Verständnis psychischer Gestörtheit und psychischen Leidens eröffnen.

Literatur

Herzka H S (1979) Editorial: Psychotherapie und Pädagogik - eine Gegenüberstellung. Acta Paedopsychiat 45: 171-174

Kimura B (1970) Pychiatrische Besonderheiten in Japan unter besonderer Berücksichtigung der eigentümlichen Mitmenschlichkeit. Med Trib 5: 9

Kraepelin E (1887) Die Richtungen der psychiatrischen Forschung. Vogel, Leipzig

Lempp R (Hrsg) (1990) Die Therapie der Psychosen im Kindes- und Jugendalter. Huber, Bern

Thiersch H (1985) Zum Verhältnis von Therapie und Pädagogik in der Behindertenwelt. In: Wacker E, Neumann J (Hrsg) Geistige Behinderung und soziales Leben. Campus Forschung, Bd 439. Campus Verlag, Frankfurt New York, S 207-220

Pichot P (1983) Ein Jahrhundert Psychiatrie. Editions Roger Dacosta, Paris

Schönfelder T (1979) Familientherapeutische Aspekte in der Kinder- und Jugendpsychiatrie. Acta Paedopsychiat 44: 169-177

Die Behandlung von schwer deprivierten Kindern – Richtlinien zur Einschätzung und Therapie ausgeprägter Vernachlässigung im Kindesalter

F. Poustka

Vernachlässigung, Ablehnung und mangelnde Anreize sind Begriffe, die mit Deprivation im engeren Sinne in Zusammenhang gebracht werden können. Folgen der diesem Begriff zugrunde liegenden mangelnden Beziehungsstrukturen zum Kind sind auf der einen Seite Entwicklungsrückstände, vor allem in kognitiven und sozialen Bereichen, auf der anderen Seite Verhaltensauffälligkeiten (Rutter 1985).

Inwieweit Umwelteinflüsse allein derartige Folgen beim Kind verursachen können, und vor allem auch in welchem Ausmaß, ist noch weitgehend unklar. Dasselbe gilt daher ebenso für die Prävention, die zielführende Beseitigung oder zumindestens weitgehende Verminderung solcher Folgezustände.

Durch die epochalen Arbeiten bzw. Publikationen von Bowlby (1952, 1973) und Spitz (1972), schon in den 40er und 50er Jahren, wurde die Bedeutung von mangelhaften Beziehungsstrukturen für das heranwachsende Kind in das Bewußtsein auch der Öffentlichkeit gerückt. Die Bedeutung der Langzeitauswirkung von Beziehungsverlusten, Trennungserlebnissen und vielfachen Erziehungsmängeln ist derzeit unbestimmt.

Bowlby war der dramatischen Meinung, daß mütterliche Deprivation in der frühen Kindheit zu permanenten und irreversiblen Schädigungen führt. Dies steht aber im Gegensatz zu Langzeituntersuchungen, die ein weitgehendes Störungsmuster in der Art, wie Bowlby dies behauptete, nicht hat nachweisen können. Vor allem wurde klar, daß Langzeitfolgen sehr wesentlich davon abhängen, welcher Art nicht nur die früheren, sondern auch die folgenden Beziehungsstrukturen waren (Rutter 1981). Dies bedeutet auch, daß eine Reihe von therapeutischen Maßnahmen, bis hin zur sog. Spätadoption, wesentlich günstigere Voraussetzungen bieten kann, als ursprünglich angenommen (Tizard 1977).

Um die Situation etwas zu erläutern, soll im folgenden erstens auf die Folgen schwerer frühkindlicher Deprivation eingegangen werden, z.B. in Form von extremer Isolation und zweitens auf die Folgen weniger extremer Mangelerziehungen.

Ferner soll auf einige diagnostische Ansätze hingewiesen werden, wie sie neuerdings in der 10. Revision der Internationalen Klassifikation für Krankheiten Eingang gefunden haben (ICD-10, WHO, 1988) und schließlich auf einige Vorbedingungen und Prinzipien einer Therapie sowohl in Institutionen der Ersatzerziehung als auch in der familiären Umwelt.

Folgen extremer Deprivation in der frühen Kindheit

Es gibt einige wenige, eindrucksvolle Beobachtungen der Entwicklung und Schilderungen von Kindern, die offensichtlich in extremer Isolation erzogen worden sind, mit einem Minimum an perzeptueller und sozialer Stimulation und grober, jahrelanger Vernachlässigung (Koluchova 1972, 1976; Skuse 1984).

Zum Beispiel beschrieb Frau Koluchova eineiige männliche Zwillinge, deren Mutter kurz nach ihrer Geburt 1960 starb. Sie waren in ihren ersten 11 Monaten in einem Säuglingsheim gewesen, für weitere 6 Monate bei einer Tante und danach bei Vater und Stiefmutter. Bei letzteren waren die beiden Kinder durch 5 1/2 Jahre, bis zu ihrem 7. Lebensjahr, in fast totaler Isolation aufgewachsen. Sie waren beinahe ausschließlich in einem kleinen, ungeheizten Toilettenraum untergebracht. Häufig wurden sie über längere Zeiträume im Keller eingesperrt und auch mißhandelt. Nach ihrer Entdeckung im Alter von 7 Jahren konnten sie kaum gehen. Vor Objekten, die Kindern in diesem Alter normalerweise vertraut sind, zeigten sie häufig panische Ängste. Sie hatten kaum sprachliches oder spielerisches spontanes Ausdrucksvermögen. Tests zeigten ein Sprachverständnis entsprechend einem Entwicklungsalter von 2 Jahren, sprachliches Ausdrucksvermögen von 1,6 Jahren, die nichtverbalen Fähigkeiten von 3 Jahren. Im Verhalten waren sie außerordentlich ängstlich und mißtrauisch.

. Die Kinder wurden anschließend in einem Krankenhaus untergebracht und danach in einer Pflegefamilie. Im Alter von 14 Jahren besuchten sie eine normale Schule, hatten eine tiefe emotionale Beziehung zur Pflegemutter und ein durchschnittliches intellektuelles Verhalten erreicht.

Frau Koluchova selber meinte (1976), daß sich vor allem die Sprache der Zwillinge nach dem 9. Lebensjahr am schnellsten entwickelte. Dies war zu dem Zeitpunkt, als sie in ihrer Pflegefamilie untergebracht wurden, die nicht nur für die Sprachentwicklung, sondern für die Entwicklung der gesamten Persönlichkeit von ausschlaggebender Bedeutung war.

Von den 9 gut dokumentierten Kindern mit ähnlichen derartigen extremen Deprivationserfahrungen (Skuse 1984) waren 4 in normalen Schulen untergekommen und hatten sich gut entwickelt, 2 hatten geringfügig kognitive, aber kaum emotionale Probleme und 3 hatten erhebliche Rückstände (die Kombination mit zusätzlicher schwerer zerebraler Schädigung kann bei letzteren angenommen werden (Skuse 1985). Ein Kind war mit 10 Jahren an einem Leberleiden gestorben.

Der Zustand, in dem die Kinder nach ihrer Entdeckung aufgefunden worden waren, kann beschrieben werden als eine Kombination von motorischer Retardation, rudimentärem verbalen bzw. gestischen Ausdrucksvermögen mit bedeutsamer Einschränkung visuomotorischer und perzeptueller Fähigkeiten. Weiter war die emotionale Ausdrucksfähigkeit dieser Kinder, wie ihr Bindungsverhalten, ebenso nur in Spuren vorhanden, und sie zeigten alle ein bedeutsames soziales Vermeidungsverhalten.

Eine Kombination derartiger Merkmale findet sich vergleichbarerweise nur bei Kindern mit schwerer geistiger Behinderung und infantilem Autismus. Gewöhnlich zeigen die letzteren aber keine derart schwerwiegende körperliche Fehlernährung und Mangelerkrankungen (wie z.B. Rachitis). Die entscheidende Differentialdiagnostik besteht in der Beobachtung einer relativ raschen positiven Veränderung, die in den ersten Monaten einer Entwicklung unter günstig veränderten, äußeren Bedingungen bei Kindern mit schweren Beeinträchtigungen nach einer langdauernden deprivierenden Erziehung sichtbar ist, zum Unterschied bei intellektuell behinderten und autistischen Kindern. Die Intelligenz letzterer ist zum Unterschied von ihrem sozialen und emotionalen Verhalten nur in geringem Ausmaß, wenn überhaupt, verbesserbar (zur Differentialdiagnose s. Tabelle 2).

Eines der hervorstechenden Probleme bei den durch Deprivation schwer retardierten Kindern ist durch ihren enormen Sprachrückstand bedingt. Aber nicht alle Fähigkeiten sind im gleichen Umfang rückständig: die grobmotorische Entwicklung und die perzeptuomotorischen Fähigkeiten sind verhältnismäßig leichter gestört, wahrscheinlich auch deshalb, weil entsprechende Betätigungen auf diesen Gebieten in derartigen Extremsituationen nicht so stark unterdrückt werden oder unterdrückt werden können.

Im allgemeinen erlaubt die Beschreibung des Gesamtzustandes noch keine eindeutigen Handlungsanweisungen, wie die Prognose am besten beeinflußbar ist. Biologische Faktoren scheinen aber einen deletären Einfluß zu haben. War z.B. eine Mangelernährung in Kombination mit psychosozialem Minderwuchs oder andere Anomalien, wie etwa Mikrozephalie gleichzeitig vorhanden, war die Prognose am schlechtesten (Hall 1985). Vom Verhaltensaspekt bedeutsam ist die Kombination von weitgehendem sprachlichen Defizit mit Apathie und sozialem Rückzug (Skuse 1984b).

Langzeiteffekte früher institutioneller Erziehung

Wie sehen aber Langzeiteffekte nach früher institutioneller Erziehung aus? Lassen sich vergleichbare Effekte bei Kindern nachweisen, die mindestens die ersten zwei Lebensjahre einem Heim ausgewachsen sind?

Die Untersuchungen in der Gruppe um B. Tizard (Hodges u. Tizard 1989) waren natürlich prospektiv schon auf eine genauere Untersuchung, nicht nur des intellektuellen und emotionalen Verhaltens, sondern auch der sozialen und familiären Bindungsfähigkeit hin, angelegt.

Die Kinder wurden erstmals im Alter von 2 und dann mit 4, 8 und 16 Jahren untersucht. Einige Kinder waren nach ihrer frühen Unterbringung in einer Institution adoptiert worden, einige kamen aber wieder zurück zur biologischen Mutter, da diese die Adoptionsgenehmigung wieder zurückgezogen hatte. Eine dritte Gruppe von Kindern war in einer Institution verblieben; eine Kontrollgruppe von Kindern war in einer Familie aufgewachsen, ohne jegliche Heimerfahrung.

Eindeutige Auswirkungen hatte die unterschiedliche Plazierung dieser Kinder auf ihr intellektuelles Verhalten. Die höchsten Zuwächse in den erzielten Testwerten hatten jene Kinder, die vor dem Alter von 4 1/2 Jahren adoptiert worden waren, und derartige Zuwächse im Alter zwischen 2 und 4 1/2 Lebensjahren bei den adoptierten Kindern waren in den nächsten 12 Jahren des Untersuchungszeitraumes aufrecht erhalten worden.

Die Erklärungen dafür sind mannigfaltig. Kinder, die später erst zu Adoptiveltern kamen, hatten offensichtlich weniger Möglichkeiten als junge Vorschulkinder, sich mit Eltern auf differenzierte Weise auseinanderzusetzen. Ängste, ein gemindertes Selbstwertgefühl und ein Bindungsmangel mögen sich ebenso auf die intellektuelle Entwicklung ausgewirkt haben.

Zwei weitere Unterschiede, in bezug auf das Verhalten, die allerdings in den verschiedenen Gruppen uneinheitlich waren, sind ebenso interessant: mit 8 Jahren war etwa die Hälfte der in ihrer Frühkindheit in Heimen erzogenen Kinder in bedeutsamer Weise unruhig, ablenkbar und zeigten wenig belastbare Beziehungen zu Gleichaltrigen. Mit 16 Jahren hatten diese Schwierigkeiten nachgelassen, sie hatten aber immer noch bedeutsame Auffälligkeiten in der Schule und waren immer noch deutlich unruhiger, störbarer, hatten mehr Streit mit Gleichaltrigen, waren irritierbarer gegenüber Erwachsenen, besonders bei Beeinflussungsversuchen durch sie und dann viel schneller in Auflehnung und Opposition zu bringen.

Bedeutsame Schwierigkeiten in dieser Art zeigten etwa 35 - 50 % der früher in Heimen erzogenen Kinder in ihrem Jugendalter. Jene Kinder, die wieder zu ihren biologischen Müttern zurückkamen, unterschieden sich von den adoptierten Kindern dadurch, daß sie häufiger antisoziale oder apathische Verhaltensweisen zeigten, und sie hatten größere Schwierigkeiten in der Schule, verglichen mit den adoptierten Kindern. Die Schwierigkeiten der letzteren Gruppe hielten auch bis in das Jugendlichenalter unvermindert an.

Mit 16 Jahren unterschieden sich alle Kinder, ob adoptiert oder erzogen bei den biologischen Eltern, im Kontrast zu den nicht in Heimen erzogenen Kindern der Vergleichsgruppe durch deutliche Schwierigkeiten in der Beziehung zu Gleichaltrigen und zu Erwachsenen außerhalb der Familie. Die innerfamiliären Beziehungen zeigten aber keine Unterschiede zwischen der adoptierten Gruppe und der Kontrollgruppe. Am auffälligsten waren hier die Gruppe der früheren Heimkinder, die zu den biologischen Eltern zurückgenommen wurden durch die herausragenden Schwierigkeiten in ihrem innerfamiliären Beziehungsverhalten.

Beide früher institutionalisiert erzogenen Gruppen hatten größere Schwierigkeiten, mit ihren Geschwistern auszukommen, als die Kontrollgruppe. Die Gruppe der ehemaligen Heimkinder, die bei den biologischen Eltern aufgezogen wurden, hatten aber die größten Schwierigkeiten in diesem Bereich.

Die Ursachen dafür, warum einmal Langzeiteffekte offensichtlich sind und einmal nicht, liegt nun wahrscheinlich darin, daß es sich eben nicht um einmal verursachte und unveränderliche Effekte handelt, sondern um solche, die von der späteren Qualität des familiären Hintergrundes in einem entscheidenden Moment mit abhing.

Die ganze Gruppe der ehemals in Institutionen erzogenen Kinder unterschied sich von der Vergleichsgruppe der niemals in Heimen aufgezogenen Kinder mit 8 Jahren durch ihre distanzlose Überfreundlichkeit allen Kindern und Erwachsenen gegenüber. Diese Verhaltensweise war aber mit 16 Jahren zum Unterschied mit 8 Jahren auch bei den früheren Heimkindern kein Problem mehr. Letztere hatten aber nach wie vor Schwierigkeiten in der Beziehung zu Gleichaltrigen, hatten weniger feste Freundschaften, sahen in Gleichaltrigen weniger häufig eine Quelle emotionaler Unterstützung für sich und hatten weniger tragfähige Vertrauensbeziehungen zu den Gleichaltrigen, wenn sie ängstlich waren und bedrückt.

1/5 der früheren Heimkinder waren immer noch ziemlich wenig selektiv in der Auswahl ihrer Freunde.

Hodges u. Tizard (1989a) beschrieben ein sog. Syndrom von früheren Heimkindern, das gekennzeichnet ist durch eine ausgeprägte Orientierung zur Beachtung durch Erwachsene, durch eine sehr gering selektionierende Beziehung zu Gleichaltrigen und einen Mangel sowohl an speziellen Freundschaften als auch an Unterstützung und Vertrauen suchendem Verhalten Gleichaltrigen gegenüber.

Die Gründe, warum die adoptierten Kinder allerdings eine bessere intrafamiliäre Beziehungsstruktur aufwiesen als die bei der biologischen Mutter erzogenen ehemaligen Heimkinder, lagen offensichtlich in der Art der Beziehung innerhalb der Familie.

Die Adoptionseltern hatten mehr Zeit mit ihren Kindern verbracht, wendeten auch mehr Zeit zur Durchsetzung edukativer Beschäftigungen auf und auch für gemeinsame Aktivitäten zu Hause (auch unter Einbeziehung von Mithilfen im Haushalt). Die schlechteste Gruppe der zu ihren biologischen Müttern zurückgekommenen Kinder war dagegen in einem größeren Ausmaß zur (inadäquaten) Selbständigkeit erzogen worden. Dies läßt sich z.B. am Verhalten am Abend demonstrieren. Hier galt (wie in einem Heim immer noch?) das Motto: "Ins Bett, Licht aus". 1/3 der 8jährigen mußte selbständig ins Bett gehen und das Licht ausschalten, etwas, was bei den adoptierten Kindern nahezu nie in dieser Form vorkam.

Möglicherweise hatten aber die Adoptionseltern weniger Verständnis oder auch weniger Möglichkeiten und Augenmerk dafür aufgewandt, den Kindern mehr Anstöße zu vermitteln, Beziehungen zu Gleichaltrigen einzugehen.

Kinder, die sich entlang sog. Entwicklungslinien, wie sie Anna Freud (1968) beschrieb, entwickeln, die also im Alter von 8 Jahren mehr elternorientiert und nicht so sehr gleichaltrigenorientiert sind, können wahrscheinlich später bessere Beziehungen zu Gleichaltrigen eingehen. Kinder, die mit 8 Jahren schon ihre Spielgefährten nach bestimmten Gesichtspunkten auswählen, haben quantitativ weniger Beziehungen zu Gleichaltrigen und möglicherweise mehr zu den Eltern, sie haben dann aber auch die befriedigendsten Beziehungen zu Gleichaltrigen in der Adoleszenz.

Insgesamt muß man davon ausgehen, daß sich bei den in sehr jungem Alter in Institutionen erzogenen Kinder bedeutsame Langzeiteffekte bemerkbar machten. Aber diese Folgezustände sind eben wesentlich beeinflußbar durch die Art und Weise der intrafamiliären Beziehungen in ihrem späteren Leben. Dies zu beachten ist um so bedeutsamer, desto subtiler unsere Kenntnisse über die Auswirkung einzelner Verhaltensweisen sind: Wie wir aus anderen Untersuchungen (etwa von Quinton u. Rutter 1988) wissen, haben einzelne Persönlichkeitsmerkmale (Irritierbarkeit, Beziehungen zu Gleichaltrigen) von frühinstitutionalisierten Kindern auch wesentliche Auswirkungen auf die spätere Partnerwahl und auch auf die späteren Fähigkeiten, eigene Kinder in bestimmter Art und Weise zu erziehen und mit ihnen eine befriedigende Beziehung herzustellen, so daß ein gewisser Zyklus von Schwierigkeiten aufgrund der näheren Einsicht in die Details sichtbar und erklärbar wird (Rutter u. Madge 1976).

Am Beginn einer Behandlung steht die Diagnostik. Zusammenfassend sollen deshalb im folgenden die diagnostischen Kriterien, entsprechend der von der Weltgesundheitsorganisation vorgeschlagenen ICD-10-Klassifikation (WHO, 1988), dargestellt werden (s. Tabellen 1 - 3).

Tabelle 1. F 94.1 Reaktive Bindungsstörung des Kindesalters

- Beginn vor einem Alter von 5 Jahren.
- Stark widersprüchliche oder ambivalente soziale Reaktionen über verschiedene Situationen hinweg (die auch von Beziehung zu Beziehung unterschiedlich sein können) - zum Beispiel Mischung aus Annäherung, Vermeidung und Widerstand bei Zuspruch von Betreuungspersonen.
- Emotionale Störung, die sich in Unglücklichsein, Mangel an emotionaler Ansprechbarkeit, Rückzugsreaktion, aggressiven Reaktionen zum eigenen oder anderer Nachteil und / oder Furchtsamkeit und Übervorsichtigkeit (manchmal beschrieben als "gefrorene Wachsamkeit") zeigt.
- Meist wird Interesse an Interaktion mit Gleichaltrigen gezeigt, aber soziales Spielen ist durch negative emotionale Reaktionen behindert. Weiter zeigen sich Elemente normaler sozialer Betroffenheit in Interaktionen mit geeigneten, ansprechbaren, nichtdevianten Erwachsenen.
- In einigen Fällen Gedeihstörung mit Wachstumsverzögerung.
- Erfüllt nicht die Kriterien für tiefgreifende Entwicklungsstörungen (autistische Syndrome).

Tabelle 2. Unterscheidung der reaktiven Bindungsstörungen des Kindesalters von umfassenden Entwicklungsstörungen (Autismus)

Kinder mit reaktiver Bindungsstörung als direkte Folge ausgeprägter elterlicher Vernachlässigung, von Mißbrauch oder schwerer Mißhandlung zeigen zum Unterschied vom frühkindlichen Autismus:
- Eine normale Fähigkeit zur sozialen Gegenseitigkeit und Reagibilität.
- Ein abnormes Muster sozialer Reaktionen, die sich aber zum größten Teil in einer normal fördernden Umgebung mit kontinuierlicher, einfühlender Betreuung zurückbilden.
- Eine beeinträchtigte Sprachentwicklung, aber ohne die abnormen Merkmale in der Kommunikation, wie sie für den Autismus charakteristisch sind.
- Keine für den Autismus spezifischen, anhaltenden und ausgeprägten kognitiven Defizite, die auf Millieuveränderungen nicht merklich ansprechen.
- Ein weitgehendes Fehlen von eingeschränktem, repetitiven und stereotypen Muster von Verhalten, Interessen oder Aktivitäten.

Tabelle 3. F 94.2 Bindungsstörung des Kindesalters mit Enthemmung

- Diffuses Bindungsverhalten als ein überdauerndes Muster während der ersten 5 Lebensjahre
  (aber nicht notwendigerweise bis in die mittlere Kindheit persistierend). Die Diagnose
  erfordert ein relatives Versagen, selektive soziale Bindungen einzugehen, was sich in (a) einer
  normalen Tendenz, in unangenehmen Situationen Trost bei anderen zu suchen und (b) einem
  abnormen Mangel an Selektivität in bezug auf die Personen, bei denen Trost gesucht wird,
  manifestiert.
- Kaum modulierte Interaktionen mit nichtvertrauten Personen. Die Diagnose fordert
  mindestens eines der folgenden Symptome: generelles Anklammerungsverhalten im
  Kleinkindalter; aufmerksamkeitssuchendes oder wahllos freundliches Verhalten in der frühen
  und mittleren Kindheit.
- Mangel an Situationsspezifität bei den obigen Merkmalen. Die Diagnose erfordert, daß die
  beiden genannten Merkmale über die gesamte Skala der sozialen Anforderungen, die das Kind
  erfahren hat, manifest sind.

Die letztere Diagnose (F 94.2) beschreibt damit ein besonderes Muster abnormer sozialer Funktionen, welches sich im Alter von 2 Jahren gewöhnlich in einem diffusen Bindungsverhalten äußert und welches im Alter von 4 Jahren noch anhält, das Anklammerungsverhalten wird aber allmählich durch aufmerksamkeitssuchendes und wahllos freundliches Verhalten ersetzt. In der mittleren und späteren Kindheit können die betroffenen Kinder selektive Bindungen entwickeln. Ein aufmerksamkeitssuchendes Verhalten und kaum modulierte Interaktionen mit Gleichaltrigen sind dann üblich; dabei können auch begleitende emotionale - und Verhaltensstörungen vorhanden sein.

Dieses Syndrom wird am deutlichsten eben bei Kindern zu erkennen sein, die vom Kleinkindalter an in Institutionen aufgezogen wurden, aber es kann sich auch dann entwickeln, wenn Kinder unter Bedingungen aufgezogen worden sind, in denen sie einen andauernden Mangel an Gelegenheiten erfahren, selektive Bindungen zu entwickeln, und zwar als Konsequenz auf extrem häufigen Wechsel der Bezugspersonen.

Die konzeptuelle Einheitlichkeit des Syndroms bezieht sich also auf ein diffuses Bindungsverhalten, auf anhaltende, dürftige, soziale Interaktionen und auf eine fehlende Situationsspezifität dieser Merkmale.

Voraussetzungen für die Behandlung: Die Erfassung der ätiologisch bedeutsamen Umweltfaktoren

Entsprechend dem multiaxialen Klassifikationsschema in der Kinderpsychiatrie (Remschmidt u. Schmidt 1986) muß nicht nur auf die Beschreibung der Symptomatik und des Entwicklungsstandes des Kindes, sondern auch auf die bestimmten spezifischen, unmittelbaren und mittelbaren psychosozialen Umstände des Kindes eingegangen werden. Sie sind es ja, denen ein ganz bestimmtes psychosoziales Risiko für diese zwei psychiatrischen Syndrome (s. Tabellen 1 und 2) zukommen.

Die Weltgesundheitsorganisation hat kürzlich ein entsprechendes Glossar herausgegeben, welches diese assoziierten, aktuellen, abnormen, psychosozialen Umstände genauer spezifiziert (WHO: Axis Five, 1988; van Goor-Lambo et al. 1990; Übersicht s. Tabelle 4). Sie können als eine Anleitung dienen für die wesentlichen Ansatzpunkte für Prävention und Behandlung.

Aus den darin angeführten Kriterien sind wahrscheinlich für die Entstehung von schweren Deprivationsmängel am bedeutsamsten die Kategorien der "Abnormen intrafamiliären Beziehungen" (1 aus Tabelle 4) und einige andere Kategorien wie "Inadäquate oder verzerrte Kommunikation" (3), "Erziehung, die eine unzureichende Erfahrung vermittelt" (4.2) und "Abnorme Erziehungsbedingungen" (4).

Beispiele für die Operationalisierung einzelner Punkte sind in den Tabellen im Anhang dargestellt. Eine davon abgeleitete, mehr systematische Erfassung und gezielte Behandlung dieser unmittelbaren Umwelteinflüsse auf das Kind sollte das Ziel künftiger Therapieprogramme sein.

Die unterschiedliche Bedeutung einzelner Hintergrundfaktoren mit psychosozialem Risiko für das Kind

Daß das Entwicklungsalter einen bestimmenden Einfluß auf die Struktur und Ausgestaltung der Symptomatik ausübt, ließ sich anhand der oben zitierten Beispiele demonstrieren. Es ist aber durchaus auch plausibel anzunehmen, daß, vom Standpunkt der Entwicklungspsychopathologie, den unmittelbaren Umwelteinflüssen mit erhöhtem psychosozialen Risiko für das Kind je nach Alter des Kindes ebenfalls eine unterschiedliche Bedeutung zukommt. Systematische Untersuchungen dazu stehen aber erst in Ansätzen zu Verfügung (Dunn 1988).

Einige Hinweise dafür, wie selektiv diese Beziehung sein kann, läßt sich aus einer eigenen Untersuchung ableiten (Poustka u. Schmeck 1988), die kürzlich in Westfalen durchgeführt wurde. Es handelt sich dabei um einen kleinen Teil

Tabelle 4. Assoziierte aktuelle abnorme psychosoziale Umstände

1 Abnorme intrafamiliäre Beziehungen
  1.0 Mangel an Wärme in der Eltern-Kind-Beziehung
  1.1 Disharmonie in der Familie zwischen Erwachsenen
  1.2 Feindliche Ablehnung oder Sündenbockzuweisung gegenüber dem Kind
  1.3 Körperliche Kindesmißhandlung
  1.4 Sexueller Mißbrauch (innerhalb der Familie)
  1.8 Andere
2 Psychische Störung, abweichendes Verhalten oder Behinderung in der Familie
  2.0 Psychische Störung / abweichendes Verhalten eines Elternteils
  2.1 Behinderung eines Elternteils
  2.2 Behinderung der Geschwister
  2.8 Andere
3 Inadäquate oder verzerrte intrafamiliäre Kommunikation
4 Abnorme Erziehungsbedingungen
  4.0 Elterliche Überfürsorge
  4.1 Unzureichende elterliche Aufsicht und Steuerung
  4.2 Erziehung, die eine unzureichende Erfahrung vermittelt
  4.3 Unangemessene Anforderungen und Nötigungen durch die Eltern
  4.8 Andere
5 Abnorme unmittelbare Umgebung
  5.0 Erziehung in einer Institution
  5.1 Abweichende Elternsituation
  5.2 Isolierte Familie
  5.3 Lebensbedingungen mit möglicher psychosozialer Gefährdung
  5.8 Andere
6 Akute, belastende Lebensereignisse
  6.0 Verlust einer liebevollen Beziehung
  6.1 Bedrohliche Umstände infolge von Fremdunterbringung
  6.2 Negativ veränderte familiäre Beziehungen durch neue Familienmitglieder
  6.3 Ereignisse, die zur Herabsetzung der Selbstachtung führen
  6.4 Sexueller Mißbrauch (außerhalb der Familie)
  6.5 Unmittelbare, beängstigende Erlebnisse
  6.8 Andere
7 Gesellschaftliche Belastungsfaktoren
  7.0 Verfolgung oder Diskriminierung
  7.1 Migration oder soziale Verpflanzung
  7.8 Andere
8 Chronische zwischenmenschliche Belastung im Zusammenhang mit Schule oder Arbeit
  8.0 Streitbeziehungen mit Schülern / Mitarbeitern
  8.1 Sündenbockzuweisung durch Lehrer / Ausbilder
  8.2 Allgemeine Unruhe in der Schule bzw. Arbeitssituation
  8.8 Andere
9 Belastende Lebensereignisse / Situationen infolge von Verhaltensstörungen /
  Behinderungen des Kindes
  9.0 Institutionelle Erziehung
  9.1 Bedrohliche Umstände infolge von Fremdunterbringung
  9.2 Abhängige Ereignisse, die zur Herabsetzung der Selbstachtung führen
  9.8 Andere

der Auswertungen aus der Untersuchung zur Auswirkung von Tieffluglärm auf die Gesundheit von Kindern. In diesem Feldforschungsprojekt wurden auch umfangreiche Materialien über allgemeine Belastungsfaktoren für die Entwicklung von Kindern mit erfaßt (s. Tabellen 5-7).

Die Tabelle 5 gibt eine Übersicht über die Verteilung der psychosozialen Risikofaktoren (abnormen psychosozialen Situationen) in zwei unterschiedlichen Untersuchungsgebieten, die Tabelle 6 stellt die Rangordnung in der Korrelation dieser Faktoren mit den psychiatrischen Störungen der Kinder dar und Tabelle 7 faßt die letzten Ergebnisse noch einmal nach Alter (und Geschlecht) der Kinder zusammen. Zur Darstellung kommen dabei auch andere Faktoren individueller und länger zurückliegender Art (z. B. neurologische Auffälligkeiten, frühe Trennungserlebnisse) - sie werden hier ebenfalls dargestellt.

Tabelle 5. Verteilung der psychosozialen Situationen (Risikofaktoren in negativer Ausprägung) und anderer Belastungsmerkmale nach Gebieten unterschiedlicher Lärmbelastung

Psychosoziale Situation	Gebiet mit		
	wenig Lärm %	viel Lärm %	n
1-Unt. sozioökonom. Status	33,3	46,1	351*
2-Arbeitslosigkeit	9,7	14,0	376
3-Streit der Eltern	7,1	10,7	376
4-Beziehungsprobl. d. Erwachsenen	15,5	18,7	376
5-Negative Eltern-Kind-Interaktion	13,3	8,7	376
6-Sorgen wg. problemat. Geschwister	24,8	14,7	376
7-Krankheit der Mutter	32,7	30,0	376
8-Somat. Beschwerden der Mutter	19,0	17,3	376
9-Krankheit des Vaters	22,6	24,7	376
10-Große Sorgen der Mutter	45,6	42,0	376
11-Große Sorgen des Vaters	38,5	37,3	376
12-Depression der Mutter	12,4	10,0	376
13-Depression des Vaters	5,8	7,3	376
14-Suchtgefährdung des Vaters	19,9	14,7	376
15-Strafdelikte der Eltern	6,2	4,0	376
16-Frühere Trennungserlebnisse	30,1	18,0	376*
17-Trennung d. Krh.-aufenthalt	15,5	15,3	376
18-Alleinerziehender Elternteil	14,0	2,0	376
19-Abweich. Fam.-verhältnisse	8,4	4,0	376

*p<0,05 (Chi-Quadrattest)

Aus den Tabellen 6 und 7 ist zu erkennen, daß die Beziehung zwischen dem Alter und dem Geschlecht der Kinder auf der einen und den psychiatrischen Störungen auf der anderen Seite nicht starr und mechanistisch angenommen werden kann: so ergeben sich bei den jüngsten, nämlich 4- bis 5jährigen Kindern (1-männlich / 4-weiblich der Gruppen in Tabelle 6) recht unterschiedliche Rangkorrelationen. Sicher bedürfen diese Ergebnisse einer Überprüfung durch wiederholte Untersuchungen dieser Art. In die Diagnostik der Kinderpsychiatrie haben derartige Kenntnisse über Entwicklungsprozesse noch keinen erkennbaren Eingang gefunden (Poustka 1988).

Tabelle 6. Psychosoziale und individuelle Variablen mit dem stärksten Zusammenhang zur psychiatrischen Störung nach Alter und Geschlecht der Kinder

Psychosoziale Situation/Indiv. Situation	Gruppierung					
	Jungen			Mädchen		
	Alter in Jahren			Alter in Jahren		
	4-7	8-11	12-16	4-7	8-11	12-16
1-Unt. sozioökonom. Status	4	10	7		5	*
2-Arbeitslosigkeit	1	3	2			
3-Streit der Eltern		4		1	3	
4-Beziehungsprobl. d. Erwachsenen	2					
5-Negative Eltern-Kind-Interaktion	hier nicht mitberechnet					
6-Sorgen wg. problemat. Geschwister		5	3			3
7-Krankheit der Mutter						
8-Somat. Beschwerden der Mutter		7				
9-Krankheit des Vaters		8				
10-Große Sorgen der Mutter	3					
11-Große Sorgen des Vaters						
12-Depression der Mutter		6	4	2	4	
13-Depression des Vaters			5	3		
14-Suchtgefährdung des Vaters		9	6			
15-Strafdelikte der Eltern						4
16-Frühere Trennungserlebnisse			1		1	1
17-Trennung d. Krh.-aufenthalt					3	
18-Alleinerziehender Elternteil		2		4		
19-Abweichende Familienverhältnisse		1				2
20-Neurologische Auffälligkeiten	5		5			
21-IQ 85		11				

* Die Zahlen unter den Spalten "Gruppierung..." beziehen sich auf die Rangordnung der psychosozialen bzw. individuellen Variablen entsprechend der Stärke der Korrelation mit dem Symptomscore (Schweregrade der psychiatrischen Gesamtsymptomatik)

Tabelle 7. Die verschiedenen Belastungsfaktoren nach Alter und Geschlecht der Kinder

Darstellung in der Rangfolge ihrer Korrelation mit dem Symptomgesamtwert

4- bis 7jährige Jungen:
Arbeitslosigkeit / Beziehungsprobleme der Erwachsenen / Sorgen der Mutter / Sozioökonomischer Status / Neurologische Auffälligkeiten des Kindes.

8- bis 11jährige Jungen:
Abweichende Familienverhältnisse / Alleinerziehender Elternteil / Arbeitslosigkeit / Streit in der Ehe / Sorgen wegen Probleme anderer Kinder in der Familie / Depression der Mutter / Somatische Beschwerden der Mutter (nach der Beschwerdeliste) / Krankheit des Vaters / Suchtgefährdung des Vaters / Sozioökonomischer Status / Intellektuelles Verhalten des Kindes.

12- bis 17jährige Jungen:
Frühere Trennung von einer engen Bezugsperson / Arbeitslosigkeit / Sorgen wegen Probleme anderer Kinder in der Familie / Depression der Mutter / Depression des Vaters / Suchtgefährdung des Vaters / Sozioökonomischer Status.

4- bis 7jährige Mädchen:
Streit in der Ehe / Depression der Mutter / Depression des Vaters / Alleinerziehender Elternteil / Neurologische Auffälligkeiten des Kindes.

8- bis 11jährige Mädchen:
Frühere Trennung von einer engen Bezugsperson / Trennung durch Krankenhausaufenthalt / Streit in der Ehe / Depression der Mutter / Sozioökonomischer Status.

12- bis 17jährige Mädchen:
Frühere Trennung von einer engen Bezugsperson / Abweichende Familienverhältnisse / Sorgen wegen Probleme anderer Kinder in der Familie / Strafdelikte der Eltern.

Für den Stellenwert bestimmter Zielrichtungen einer therapeutischen Beeinflussung, z.B. familiärer Interaktionen bei Kindern in bestimmten Altersabschnitten, könnten sich hier aber nicht unwesentliche Überlegungen ableiten lassen - z. B. daß den Beziehungsproblemen (andere als Streit) von Eltern oder der Depression der Mutter oder einer Suchtgefährdung des Vaters (Alkoholismus) oder dem niedrigen sozioökonomischen Status auf die psychische Stabilität des Kindes allein wenig Aussagekraft zukommt. Das bedeutet auch, daß die Sensibilität für derartige negative Faktoren und ihre unmittelbaren

Auswirkungen auf Kinder auch durch geschlechts- und altersbezogene Merkmale beeinflußt werden. Möglicherweise begründen diese alters- und geschlechtsbezogenen Variationen ebenfalls die unterschiedlichen Ergebnisse in der Symptomatik der Kinder aus den Untersuchungen von Tizard et al. (1972). Auch die Unterschiede innerhalb der Gruppen könnten so einer Erklärung zugänglich werden und damit auch einer gezielteren Beratung und Behandlung.

Behandlungsrichtlinien

Neben den eben angestellten, noch weitgehend spekulativen, Ausführungen lassen sich aus den eingangs erwähnten Untersuchungen zum Werdegang von Kindern, die unterschiedliche Deprivationserfahrungen gemacht haben, ersehen, daß die gezielten Therapien zu Einzelförderungen, z.B. zur Förderung der Sprachentwicklung, ohne den Hintergrund einer umfassenden Beziehungsgestaltung wenig fruchtbar sind.

Aus Untersuchungen zu den Qualitäten von Heimen läßt sich ablesen, warum dies so ist. Auch in Heimen war nämlich nach verschiedenen Untersuchungen (Tizard et al. 1972, 1978; King et al. 1971) die Sprachentwicklung dann besser, wenn einzelne Handlungen mit dem Kind selbst durchgeführt werden, also mit einem kleinen Kind gebadet wurde, anstatt das Baden bloß zu beaufsichtigen, wenn in zahllosen Einzelaktivitäten mit ihnen mitgespielt wird, als Spiele zu beaufsichtigen, wenn einzelne Handlungen in unmittelbarer Auseinandersetzung mit dem Kind sprachlich kommentiert werden, und wenn Kinder aktiv in Entscheidungsprozesse miteinbezogen werden.

Ähnliche Regeln gelten auch für begleitende Einwirkungen bei aggressiven Verhaltensweisen des Kindes. Auch hier ist die Art der primären Kontaktprozesse von Bedeutung. Aus Untersuchungen über das Reagieren von Eltern antisozialer Kinder (Patterson 1982) weiß man, daß es negative Folgen hat, wenn Eltern keine klar erkennbaren, deutlich einsehbaren Alltagsregeln vorgeben können (die auch nicht dauernd erklärt werden müssen). Eltern antisozialer Kinder zeigen auch häufig inkonsistente Bestrafungsregeln und neigen eher dazu, Mittel, wie ein Aus-Zeit-Ritual (Time-Out), ein Abarbeiten, wenn man etwas angestellt hat und positive Strafmittel (etwa durch Mitarbeit im Haushalt oder Entzug von bestimmten Privilegien), weitaus seltener anzuwenden, als aggressive Strafen mit Streiten, Schreien oder Tätlichkeiten.

Diese Eltern führen auch wesentlich seltener Diskussionen, die zu irgendwelchen Ergebnissen führen können, so daß die Strafandrohungen und Strafen selbst häufig ebenso kompromißlos wie erfolglos durchgesetzt werden. Daraus entwickeln sich längere Ketten aggressiver Interaktionen, weil die Kinder häufig Vorteile aus ihren Aggressionen ziehen, einerseits, weil sie sich eben durchsetzen und dadurch einen direkten materiellen und einen großen Machtgewinn erzielen und andererseits, weil sie resistent gegen disziplinäre Maßnahmen werden, so daß sie schließlich dauernd Beachtung erreichen, ohne für sie aversiven Konsequenzen ausgesetzt zu werden. Die Gefahr der körperlichen Mißhandlung steigt dann aber mit der Häufigkeit aggressiver Interaktionen.

Aus den zitierten Langzeituntersuchungen von Hodges u. Tizard (1989a,b) ist weiter zu erkennen, daß offensichtlich in der Gruppe von Heimkindern mit den günstigsten Entwicklungslinien sich zwar ein ausgesprochen gutes Bindungsverhalten innerhalb der Familie entwickelt hatte, die Kontakte der Kinder zu Gleichaltrigen aber weiterhin problematisch waren. Es ist dabei vermutet worden, daß Adoptiveltern, die einerseits sehr viel an innerfamiliären Beziehungen investieren, möglicherweise zu wenig Augenmerk auf die Bedeutung außerfamiliärer und selektiver Beziehungen zu Gleichaltrigen legen. Gerade dieses Verhalten ist aber für die spätere Etablierung von Partnerbeziehungen dieser Kinder wichtig. Über die Art der geeigneten Förderung in dieser Richtung gibt es derzeit zu wenig praktikable Hinweise.

In der Darstellung einiger Brennpunkte zum Stande der gegenwärtigen Deprivationsdiskussion zeigt sich, daß die Kinderpsychiatrie, in der Folge aber auch die Heilpädagogik wie auch Psychiatrie des Erwachsenenalters den frühen Kommunikationsstörungen gegenwärtig relativ wenig Bedeutung zuerkennt (insbesondere im deutschen Sprachraum, gemessen an empirischen Untersuchungen) und auch eindeutige Folgezustände nicht beschreibt. Es ist aber anzunehmen, daß eine Reihe der bedeutsamen Zustände von Depression, Hoffnungslosigkeit und Unglücklichsein, von suizidalem Verhalten und Bindungslosigkeit im Erwachsenenalter, vor allem auch dann, wenn es sich um einige der nicht eindeutig endogenen, aber häufig therapieresistenten Depressionen handelt, Wurzeln in diesen tiefgreifenden Kommunikationsstörungen haben.

Wir kennen keine ausreichenden Darstellungen, die hier eine spezifische Therapie im Erwachsenenalter angeben. Wir können aber aus den dargestellten Untersuchungen mit einiger Wahrscheinlichkeit annehmen, daß eine umfangreiche und günstige Veränderung der unmittelbaren Umweltsituationen noch nach langwierigen deprivierenden Erfahrungen auch im späteren Kindes- und Jugendalter noch durchaus günstige Auswirkungen auf das Gesamtverhalten zeitigt.

Wegen des Ausmaßes an Leid, der Anzahl der Betroffenen und den begrenzten Mitteln, die uns zur Verfügung stehen, ist es dringend angezeigt, weit häufiger als bisher praxisorientierte Untersuchungen anzuregen.

Literatur

Bowlby J (1973) Mütterliche Zuwendung und geistige Gesundheit. Kindler, München

Bowlby J (1952) Maternal Care and Mental Health, Geneva, WHO. Monograph Series Nr. 2

Dunn J (1988) Normative life events as risk factors in childhood. In: Rutter M (ed): Studies of psychosocial risk: The power of longitudinal data. Cambridge University press, Cambridge, pp 227-244

Freud A (1968) Wege und Irrwege in der Kinderentwicklung. Klett, Stuttgart

Hall D (1985) Extreme deprivation in early childhood. J Child Psychol Psychiatry 26: 825

Hodges J Tizard B (1989a) IQ and behavioural adjustment of ex-institutional adolescents. J Child Psychol Psychiatry 30: 53-75

Hodges J Tizard B (1989b) Social and family relationships of ex-institutional adolescents. J Child Psychol Psychiatry 30: 77-97

King R Raynes D Tizard NV (1971) Patterns of residential care. Routledge & Kegan Paul, London

Koluchova J (1972) Severe deprivation in twins: a case study. J Child Psychol Psychiatry 13: 107-114

Koluchova J (1976) The further development of twins after severe and prolonged deprivation: a second report. J Child Psychol Psychiatry 17: 181-188

Patterson G R (1982) Coercive family processes. Castalia, Oregon

Poustka F (1988) Kinderpsychiatrische Untersuchungen. In: Remschmidt H Schmidt MH (Hrsg) Kinder- und Jugendpsychiatrie in Klinik und Praxis, Bd I. Thieme, Stuttgart, S 478-511

Poustka F Schmeck K (1988) Untersuchung der gesundheitlichen Beeinträchtigung von Kindern in Gebieten unterschiedlicher militärischer Tiefflugaktivitäten. Abschlußbericht über eine Felduntersuchung in Westfalen an den Minister für Umwelt, Raumordnung und Landwirtschaft des Landes Nordrhein-Westfalen, 1988 (unveröffentlicht)

Quinton D Rutter M (1988) Parenting breakdown: The making and breaking of intergenerational links. Gower, Aldershot

Remschmidt H Schmidt MH (Hrsg) (1986) Multiaxiales Klassifikationsschema für psychiatrische Erkrankungen im Kindes- und Jugendalter nach Rutter, Shaffer und Sturge, 2. Aufl. Huber, Bern

Rutter M (1981) Maternal deprivation reassessed. Penguin, Harmondsworth, Middlesex

Rutter M (1985a) Family and school influences on behavioural development. J Child Psychol Psychiatry 26: 349- 368

Rutter M (1985b) Family and school influences on cognitive development. J Child Psychol Psychiatry, 26: 683-704

Rutter M Madge N (1976) Cycles of disadvantage: a review of research. Heinemann, London

Skuse D (1984a) Extreme deprivation in early childhood - I. Diverse outcomes for three siblings from an extraordinary family. J Child Psychol Psychiatry 25: 523-541

Skuse D (1984b) Extreme deprivation in early childhood - II. Theoretical issues and a comparative review. J Child Psychol Psychiatry 25: 543-572

Skuse D (1985) Extreme deprivation in early childhood: a reply. J Child Psychol Psychiatry 26: 827-828

Spitz RA (1972) Vom Säugling zum Kleinkind. Klett, Stuttgart

Tizard B (1977) Adoption: a second chance. Open Books, London

Tizard B Hodges J (1978) The effect of early institutional rearing on the development of eight year old children. J Child Psychol Psychiatry 19: 99-118

Tizard B Cooperman O Joseph A Tizard J (1972) Environmental effects on language development: a study of young children in long-stay residential nursuries. Child Dev 43: 337-358

Goor-Lambo G van Orley J Poustka F Rutter M (1990) Classification of abnormal psychosocial situations: Preliminary report of a revision of a WHO scheme. J Child Psychol Psychiatry 31: 229-241

WHO, ICD 10: Deutsche Übersetzung der ICD 10 (MNH/MEP/87.1) H. Dilling, W. Mombour und Mitarb., Lübeck, München, 1988; Kap. F7-F9, übersetzt von Schmidt u. Mitarb., Mannheim, 1988

WHO: Axis Five: Associated Abnormal Psychosocial Situations, Multiaxial Classification of Child Psychiatric Disorders, Draft for Field Trial, WHO, MNH/PRO/86.1 Rev. 1, Genf, 1988 (deutsch: Assoziierte aktuelle abnorme psychosoziale Umstände; Frankfurt, Abt. f. Kinder- und Jugendpsychiatrie, Universitätsklinikum, 1988) (C) WHO, Division of Mental Health, Geneva, 1988

Anhang

Tabelle 8. Achse 5 - Mangel an Wärme in der Eltern-Kind Beziehung

---

Auszug aus den diagnostische Richtlinien:

Ein Mangel an Wärme drückt sich charakteristischerweise dadurch aus, daß nicht stolz oder positiv über die Qualitäten des Kindes oder seine Leistungen berichtet wird und / oder seine Probleme oder Ängste nicht in einer einfühlsamen oder teilnehmenden Art diskutiert werden. Grundlage der Einschätzung ist die emotionale Grundstimmung in der Eltern-Kind-Beziehung. Diese drückt sich von Familie zu Familie unterschiedlich aus, jedoch sollte die Beziehung mehrere der folgenden Charakteristika zeigen, um sicher als Mangel an Wärme zu gelten:

a) wenn er mit dem Kind redet, wird dieser Elternteil abweisend oder uneinfühlsam;

b) es mangelt an Interesse an den Aktivitäten, Fortschritten und Leistungen des Kindes;

c) es wird kein Mitgefühl für die Schwierigkeiten des Kindes gezeigt;

d) Lob und Ermutigung werden nur selten erteilt;

e) die Eltern reagieren nur gereizt oder mit Zurechtweisungen, wenn das Kind ängstliches Verhalten zeigt;

f) körperliche Nähe wird nur kurz oder schematisiert oder gar nicht eingesetzt, um das Kind in Angst- oder Notsituationen zu beruhigen (maßgeblich ist nicht der Erfolg des Elternteils beim Versuch das Kind zu beruhigen: es kommt auf die Art des Versuches an).

Um diese Kodierung vorzunehmen, ist es notwendig, daß der Mangel 1) erheblich ist, 2) sicher ist, 3) über die Zeit persistiert, 4) situationsübergreifend ist und 5) in bezug auf die herrschenden subkulturellen Normen eindeutig abnorm ist. Emotionale Zurückhaltung oder Mangel an Begeisterung reichen als Kriterien nicht aus, um die Kodierung vorzunehmen.
Der Mangel an Wärme muß in der Beziehung zwischen einem oder beiden Elternteil(en) und dem Kind bestehen (d. h. ein Mangel an Wärme zwischen den Eltern ist nicht relevant); es ist aber auch nicht notwendig, daß beide Eltern diesen Mangel zeigen. Der Mangel kann eine spezifische Abnormität der Eltern-Kind-Beziehung darstellen oder aus einem allgemeinen Defizit eines Elternteils resultieren (z. B. bei einem schizophrenen Defektzustand).

Tabelle 9a. Achse 5 - Erziehung, die eine unzureichende Erfahrung vermittelt - Mangel an
Konversation und Spielen

Ein Mangel an Konversation / Spiel zwischen Eltern und Kind könnte durch folgendes deutlich
werden:

a) dem Kind mangelt es deutlich an Gelegenheiten, sich mit Familienmitgliedern zu unterhalten,
   weil sie selten zusammen sind; und / oder

b) die Eltern sprechen mit dem Kind nicht über das, was es interessiert oder über seine
   Aktivitäten, mit denen es gerade beschäftigt ist oder die es plant; und / oder

c) (bei einem jüngeren Kind) die Eltern lesen dem Kind selten vor oder hören ihm selten zu,
   wenn es selbst vorliest; und / oder

d) während der Mahlzeiten oder anderer Gelegenheiten, wenn die Familie zusammen ist, wird
   kaum, wenn überhaupt, eine allgemeine Unterhaltung geführt; und / oder

e) die Eltern spielen sehr selten mit dem Kind, balgen sich kaum je mit ihm und pflegen auch
   keine andere Form von spielerischen Auseinandersetzungen; und / oder

f) derartige Interaktionen kommen zwar vor, aber meist auf Initiative der Eltern, gleichzeitig
   herrscht eine ausgeprägte Tendenz vor, entsprechende Anregungen, die vom Kind ausgehen,
   zu ignorieren bzw. darauf nicht zu reagieren.

Tabelle 9b. Achse 5 - Erziehung, die eine unzureichende Erfahrung vermittelt - Mangel an
Aktivitäten

Ein Mangel an Aktivitäten außerhalb der Wohnung könnte sich manifestieren durch:

a) Mangel an gemeinsamen Aktivitäten, z. B. keine Spaziergänge, Besuche von Museen, Galerien
   oder Fahrten zu anderen Orten; und / oder

b) einen Mangel an gemeinsamen Aktivitäten mit dem Kind z. B. bei Sport, Musik, Hobbies oder
   Mitarbeit im Haushalt; und / oder

c) Mangel an altersentsprechenden Möglichkeiten, z. B. Einkäufe oder Reisen zu unternehmen.

Tabelle 9c. Achse 5 - Erziehung, die eine unzureichende Erfahrung vermittelt - Beschränkungen

---

Beschränkungen, die das Kind in ausgeprägter Weise hindern, sich aktiv mit der Umwelt zu beschäftigen, können deutlich werden durch:

a) dem Kind wird das Spielen außerhalb der Wohnung verboten; und / oder

b) das Kind darf sich nur in Räumen aufhalten, in denen es nicht spielen oder sich unterhalten kann; und / oder

c) (bei einem jungen Kind) das Kind wird während langer Zeiträume, in denen es nicht schläft, sich selbst überlassen; und / oder

d) das Kind muß derart unangemessen früh zu Bett gehen, daß keine gemeinsame Zeit mit den Eltern oder anderen Familienmitgliedern bleibt.

Tabelle 9d. Achse 5 - Erziehung, die eine unzureichende Erfahrung vermittelt - Mangel an Spielobjekten

---

Ein Mangel an zur Verfügung stehendem Spielzeug oder anderen Objekten zum Spielen kann sich zeigen durch:

a) dem Kind werden keine altersentsprechenden Spielmaterialien zur Verfügung gestellt. Es gibt bedeutsame soziokulturelle Unterschiede, in welchem Ausmaß Kinder über Spielzeug verfügen, auch wirtschaftliche Überlegungen können hier eine wesentliche Grenze setzen. Allerdings können so gut wie immer, außer bei größter Armut, bestimmte Materialien zum Spielen zur Verfügung gestellt werden, auch wenn dabei improvisiert werden muß. Hier sollte auch eine sehr breite Definition von altersentsprechenden Materialien verwendet werden - das Kind sollte über eine Auswahl solcher Spielmaterialien verfügen, entsprechend seinem Alter und seiner sozio-kulturellen Einbettung; und / oder

b) altersentsprechendes Spielmaterial ist zwar vorhanden, es kann aber nicht benützt werden, weil es weggesperrt ist, oder seine Verwendung auf irgendeine andere Weise verhindert wird.

Indikation und Durchführung gruppentherapeutischer Verfahren bei kinder- und jugendpsychiatrischen Erkrankungen

G. Lehmkuhl und U. Lehmkuhl

Historische Entwicklung und theoretische Konzepte

Gruppentherapeutische Verfahren für Kinder und Jugendliche entstanden und wurden zunehmend ausdifferenziert, als die Begrenztheit des individuumzentrierten Vorgehens deutlich wurde. Intensive und lang andauernde Einzelbehandlungen führten häufig nur zu einer geringen und ungenügenden Veränderung der sozialen Kompetenz und verbesserten nicht die Integration verhaltensauffälliger Kinder und Jugendlicher in ihre soziale Gruppen. Johnson et al. (1986) zeichnen diesen Prozeß einer zunehmenden Gruppenorientierung nach, an dessen Anfang Bemühungen standen, die Einzeltherapie durch pädagogische Gruppenmaßnahmen wie Sommercamps, Pfadfindergruppen usw. zu ergänzen. Von diesen Maßnahmen konnten jedoch nur Kinder profitieren, deren Störungen nicht sehr ausgeprägt waren (Slavson 1943). Slavson (1966) betont die Bedeutung von Differentialdiagnose und Therapieformen, wobei "unterschiedliche Behandlungsformen und ihre individuelle Anpassung die Zielsicherheit eines Behandlungsplanes vermehren und seine Tauglichkeit und Wirksamkeit verstärken. Je angemessener das Handwerkszeug, um so besser die Leistung. Genauso wird der Therapeut bessere Ergebnisse erzielen, wenn er imstande ist, die Behandlungsmethoden den Bedürfnissen seiner Patienten anzupassen". Slavson (1966, 1975) versucht, Kriterien für eine bessere differentielle Indikation für verschiedene Therapieformen zu entwickeln, wobei er von tiefenpsychologischen Konzepten ausgeht. Danach ist die Gruppenpsychotherapie vor allem dann indiziert, wenn es einem Patienten nicht gelingt, in der Einzeltherapie eine positive Übertragung herzustellen oder die verbale Kommunikation blockiert ist, weil dann das Ausleben und der Kontakt zu Gleichaltrigen oft der einzige Weg zu einer erfolgreichen Behandlung sei.

Kemper (1984) sieht den therapeutischen Effekt dieser "Aktivitätsgruppen" darin, daß Freiheit der Äußerung und Beteiligung an den Spielen zu einer kathartischen Wirkung führen, wobei der Therapeut die Rolle eines verständnisvollen Begleiters übernimmt, der nur für ein Minimum der unerläßlichen Disziplin sorgt. Ausgehend von unterschiedlichen theoretischen Ansätzen wurden zunächst Modelle eines nondirektiven, gewährenlassenden und nichtdeutenden Vorgehens weiterentwickelt. Eine permissive, nichtkontrollierende Haltung des Therapeuten sollte die Ich-Entwicklung stärken, wobei Slavson (1975) und Redl (1944) den Schwerpunkt auf die individuelle Entwicklung und Autonomie legen, während Axline (1947) und Ginott (1961) stärker auf die Verbalisation und die Reflexion von Gefühlen und Wahrnehmungen im Gruppenkontext eingehen (Schamess 1976). Für Axline (1947) kommt durch die Gruppensituation sowohl bei schüchternen als auch "beifallshungrigen" Kindern vieles an die Oberfläche, und es ergibt sich durch die Vergleichsmöglichkeit mit anderen eine Gelegenheit zur richtigen Selbsteinschätzung. Ginott (1961) weist darauf hin, daß die Kriterien für das Zusammenstellen einer Spieltherapiegruppe bisher nirgends klar formuliert und noch wenig experimentell ausgewertet wurden. Es gäbe fast ebenso viele Methoden wie Therapeuten. Ausgehend von dem Hauptkriterium des sozialen Bedürfnisses stellt er Indikationen und Kontraindikationen für Gruppenspieltherapie auf, die jedoch nur ein sehr grobes Raster bilden (Tabelle 1).

Tabelle 1. Auswahl von Kindern für die Gruppenspieltherapie (Nach Ginott 1961) Hauptkriterium: Soziales Bedürfnis

Indikation	Kontraindikationen
Gehemmte Kinder	Starke Geschwisterrivalität
Unreife Kinder	Soziopathische Kinder
Kinder mit phobischen Reaktionen	Kinder mit akzelerierten sexuellen Bedürfnissen
Verweichlichte Jungen	Kinder, die perversen Sexualerlebnissen ausgesetzt waren
Kinder mit Pseudo-Idealen	Kinder, die stehlen
Kinder mit Verhaltensstörungen	Außergewöhnlich aggressive Kinder
Kinder mit Kontaktstörungen	Kinder mit ungewöhnlichen Reaktionen auf Spannungssituationen

In den 60er Jahren entstanden als Alternative zu den bis dahin vorhandenen psychodynamischen bzw. klientzentrierten Gruppenpsychotherapien verhaltenstherapeutisch orientierte Ansätze (Rose 1972). Ausgehend von dem Bemühen anhand genau definierter und operationalisierter Ziele, den Behandlungseffekt zu überprüfen, wurden spezielle Trainingsprogramme, z.B. zur Veränderung des Interaktionsverhaltens bei selbstunsicherem oder aggressivem Verhalten, entwickelt (Berger u. McGaugh 1965; Graziano 1972; Rose 1972; Döpfner 1987). Nach der ersten Phase einer stärkeren Abgrenzung der verschiedenen Gruppenkonzepte voneinander, ist mit zunehmender Erfahrung der jeweiligen Möglichkeiten und Grenzen eine stärkere Annäherung eingetreten. Heigl-Evers u. Schultze-Dierbach (1988) weisen auf eine früher geradezu unvorstellbar gehaltene Tendenz zur Konvergenz der Methoden hin, "und zwar sowohl hinsichtlich der Adaption von theoretischen Konzepten wie auch hinsichtlich der Übernahme von Techniken im Sinne von 'Ausleihe' oder von Integration". Diese Entwicklung läßt sich unter Einbeziehung der empirischen Untersuchungen der vergangenen 20 Jahre auch für die Gruppentherapie bei Kindern und Jugendlichen nachvollziehen.

Hierbei finden sich folgende Themenschwerpunkte der empirischen Forschung: der Einfluß des kognitiven Entwicklungsstandes auf Verlauf und Durchführung der Gruppentherapie (Barcei u. Robinson 1969; Azima 1976; Weisselberger 1977), der Effekt spezifischer Ansätze bei verschiedenen Störungsbildern (Frey u. Kolodny 1966; Brandt 1973; Frank 1976; Anderson u. Marrone 1977; MacLennan 1977; Plenk 1978), die Rolle der Eltern z.B. durch parallel laufende Kinder- und Erwachsenengruppen (Pasnau et al. 1976; Gaines 1981), der Wechsel von dem Aktivitäts-Spiel-Modell hin zu verbal orientierten Gruppenkonzepten (Dannefer et al. 1975; Kaczkowski 1979), die Anwendung des Psychodramas (Barsky u. Mozentea 1976) sowie die Länge der Behandlung (Rhodes 1973; Übersicht: Johnson et al. 1986).

Empirische Ergebnisse und kritische Anmerkungen zur Effektivität der Gruppenpsychotherapie im Kindes- und Jugendalter

Abramowitz (1976) vergleicht in einer Literaturübersicht die Ergebnisse der Aktivitätsgruppe, Gruppen mit Verhaltensmodifikation sowie Spiel- und Gesprächsgruppen. Zusammenfassend stellt sie fest, daß sich kein überzeugender Effekt der Gruppenverfahren nachweisen läßt, wobei mit verhaltenstherapeutischen Vorgehensweisen etwas bessere Resultate erzielt wurden. Häufig fehlte eine genaue Beschreibung der angewandten Methoden und Techniken, Plazebo-Kontrollgruppen waren selten berücksichtigt, differentielle Effekte verschiedener Behandlungstechniken wurden nicht überprüft. Die Kontrolle des Behandlungserfolges geschah überwiegend mit ungenügend validen und reliablen Meßinstrumenten, die sich darüber hinaus oft nicht an den Therapiezielen bzw. dem Behandlungsanlaß orientierten. Variablen wie Therapiedauer, Gruppengröße und -zusammensetzung fanden wenig Beachtung. Die widersprüchlichen Ergebnisse und Schlußfolgerungen resultieren aus der mangelnden Vergleichbarkeit der verschiedenen Studien, so daß sich für eine differentielle Indikationsstellung keine empirisch abgesicherte Grundlage findet. Dies u. Riester (1986) fassen ihre Schlußfolgerungen zur Effektivität der Gruppenpsychotherapie bei Kindern und Jugendlichen dahingehend zusammen, daß der empirisch nachgewiesene Wert dieses Ansatzes sehr begrenzt ist. Die Autoren bedauern die methodisch ungenügende Ausgangsbasis, die Vergleiche verschiedener Gruppenpsychotherapieformen fast unmöglich macht (Eisenberg 1969) (Tabelle 2).

Daß klinisch relevante Fragestellungen mit einem Design untersucht werden können, das den notwendigen methodischen Anforderungen genügt, zeigten z.B. Clement et al. (1970). Sie verglichen unterschiedliche Interventionstechniken an drei Gruppen unter Einbeziehung zweier Kontrollgruppen und konnten differentielle Effekte auf die Entwicklung sozial-kompetenten Verhaltens nachweisen, die auch noch nach einem Katamnesezeitraum von einem Jahr vorhanden waren.

Insgesamt führt die Beschäftigung mit der Anwendung und Durchführung von Gruppentherapien im Kindes- und Jugendalter zu einer zwiespältigen Einschätzung. Die in den vergangenen 20 Jahren erschienenen Übersichtsarbeiten (Abramowitz 1976; Riester u. Kraft 1986), verdeutlichen die großen Lücken in der empirischen Forschung und den bisher geringen Effektivitätsnachweis, andererseits wird wiederholt darauf hingewiesen, wie groß die Bedeutung und der Wert von Gruppen und entsprechenden therapeutischen Techniken im Kindes- und Jugendalter sind. Druce (1988) verlangt die verbindliche Aufnahme der Gruppentherapieerfahrung mit Kindern und Adoleszenten in das Facharztcurriculum, weil sich sowohl diagnostische als auch therapeutische Aspekte häufig nur auf diesem Weg erkennen und verändern lassen.

Für Sevitt (1988) besteht deshalb auch ein Widerspruch in den relativ wenigen Veröffentlichungen zur Gruppentherapie Jugendlicher und dem hohen Stellenwert, den die Peer-Gruppe für diesen Altersbereich einnimmt. So fragt Bamber (1988), ob die Therapeuten den Kinder- und Jugendlichen-Gruppenpsychotherapien gegenüber so zögernd und zurückhaltend gegenüberstehen, oder ob sie ihre Erfahrungen und Ergebnisse nur nicht mitteilen? Eine mögliche Antwort hierauf mag darin bestehen, daß Gruppen mit Kindern und

Tabelle 2. Empirische Studien zur Effektivität gruppentherapeutischer Verfahren bei Kindern und Jugendlichen (Aus Dies u. Riester 1986)

Autor	Selbsteinschätzung		Fremdeinschätzung außerhalb der Therapie					Fremdeinschätzung in der Therapie	
	Symptomatik	Leistungs-fähigkeit	Lehrer	Beobachter	Eltern	Therapeut	Gleichaltrige	Beobachter	Therapeut
Amerikaner und Summerlin (1982)	schlecht	-	mäßig	-	-	-	-	-	-
Bell und Ledford (1978)	begrenzt	-	begrenzt	keine	-	-	begrenzt	-	-
Berry et al. (1980)	keine	-	-	mäßig	-	-	-	-	-
Biermann und Furmann (1980)	mäßig	-	keine	gut	-	-	mäßig	-	-
Bleck und Bleck (1982)	mäßig	-	schlecht	-	-	-	-	-	-
Clement et al. (1976)	mäßig	-	mäßig	-	mäßig	-	-	mäßig	-
Cooke und Apolloni (1976)	-	-	-	begrenzt	-	-	-	begrenzt	-
Downing (1977)	-	begrenzt	begrenzt	-	-	-	-	-	-
Factor und Schilmoeller (1983)	-	-	-	mäßig	..-	-	-	-	-

Autor	Selbsteinschätzung		Fremdeinschätzung außerhalb der Therapie					Fremdeinschätzung in der Therapie	
	Symptomatik	Leistungs-fähigkeit	Lehrer	Beobachter	Eltern	Therapeut	Gleichaltrige	Beobachter	Therapeut
Franz et al. (1976)	-	-	-	-	-	-	begrenzt	-	-
Hargrave und Hargrave (1979)	-	-	begrenzt	-	-	-	-	-	-
Hayes et al. (1977)	mäßig	-	-	-	-	-	-	-	-
Kendall und Zupan (1981)	keine	keine	begrenzt	-	-	begrenzt	-	-	schlecht
Kern und Hankins (1977)	begrenzt	-	mäßig	-	-	-	-	-	-
LaGreca und Santogrossi (1980)	-	gut	-	mäßig	-	-	keine	-	-
Leone und Gumaer (1979)	mäßig	-	mäßig	-	-	-	keine	-	-
Lockwood (1981)	-	-	begrenzt	-	begrenzt	begrenzt	-	-	-
Michelson und Wood (1980)	mäßig	-	mäßig	-	-	-	-	-	-

Forts. Tabelle 2

Autor	Selbsteinschätzung		Fremdeinschätzung außerhalb der Therapie					Fremdeinschätzung in der Therapie	
	Symptomatik	Leistungs-fähigkeit	Lehrer	Beobachter	Eltern	Therapeut	Gleichaltrige	Beobachter	Therapeut
Moracco and Kazandkian (1977)	-	-	begrenzt	-	-	-	-	-	-
Riester und Tanner (1980)	begrenzt	-	-	-	-	-	-	-	-
Wodarski und Pedi (1978)	keine	-	-	-	-	keine	-	keine	schlecht

Forts. Tabelle 2

Die Beurteilung des Therapieerfolges als "kein", "schlecht", "begrenzt", "mäßig" und "gut" basiert auf einem Klassifikationsschema, das zwei Kriterien einschließt: 1. Prozentuale Angaben des therapeutischen Effekts, 2. Angemessenheit der verwandten Instrumente.

Therapeutischer Effekt   x   Angemessenheit der Instrumente

1 keiner   (0 - 10 %)   A (Selbsturteil) Einzeltest nicht standardisiert
2 schlecht   (10 - 35 %)   B (Selbsturteil) Einzeltest standardisiert
3 mäßig   (35 - 65 %)   C (Selbsturteil) zwei unabhängige Tests
4 gut   (65 % +)   D (Selbsturteil) mehrere standardisierte Tests

oder

A (Fremdurteil) Autorenangabe keine Reliabilität
B (Fremdurteil) angemessen aber verzerrt
C (Fremdurteil) standardisiert, ohne Reliabilitätsangabe
D (Fremdurteil) standardisiert, mit Reliabilitätsangabe

Beurteilung des Therapieerfolges (Prozent x Angemessenheit)

kein   =   IA IB IC ID
schlecht   =   2A 2B
begrenzt   =   2C 2D 3A 3B 4A 4B
mäßig   =   3C 3D 4C
gut   =   4D

Jugendlichen nicht leicht zu bewältigen sind, und es zu sehr heftigen und emotional belastenden Ausbrüchen kommen kann.

Heigl-Evers u. Laux (1971) geben das Erleben eines Beobachters in ihrer Jugendlichengruppe wieder: "Ich empfand die Jugendlichen in der Gruppe meistens als Feinde, als Inquisitoren, als Rebellen wie Chè Guevara. Sie haben entweder angegriffen oder alles ins Lächerliche gezogen. Es gab Momente, wo ich den Drang verspürte, sie zu ohrfeigen, mit den Füßen zu treten." Diese Gegenübertragungsphänomene stellen die andere Seite der bisher wenig systematisch untersuchten Gruppenpsychotherapie bei Kindern und Jugendlichen dar. Als wir Beurteilern das Video-Band einer Gruppenpsychotherapie mit Jugendlichen zeigten, reagierten diese z.T. mit Unverständnis, warum man sich als Therapeut so etwas antut, wenn doch Einzelkontakte wesentlich ruhiger, überschaubarer und weniger aufregend verlaufen.

Ausgehend von den dargestellten, die Gruppenverfahren für diese Altersgruppe her relativierenden Ergebnisse, soll eine praxisorientierte Systematik vorgenommen werden, die für die Indikationsstellung und Durchführung eine Orientierung gibt.

Klassifikation und Definition gruppentherapeutischer Verfahren

Johnson et al. (1986) unterteilen die Gruppenpsychotherapieverfahren nach ihrem Strukturierungsgrad. Sie gehen von folgenden drei Kategorieren aus:
- Gruppenansätze, in denen der Therapeut wenig Vorgaben und keine oder seltene Interpretationen gibt,
- im nächst ausgeprägteren Strukturierungsgrad gibt der Therapeut eine gewisse Aktivität und Anleitung vor, bietet Interpretationen an und interveniert sowohl in bezug auf die ganze Gruppe als auch auf einzelne Mitglieder,
- Gruppen mit einem verhaltenstherapeutischen Training, d.h. spezifischen Modifikationstechniken, folgen einem vorgegebenen Raster.

Diese Unterteilung nach dem Strukturierungsgrad stellt z.T. auch eine Differenzierung hinsichtlich der theoretischen Konzepte dar. Spieltherapie und tiefenpsychologisch orientierte Gruppentherapie mit Jugendlichen weisen eine geringere Strukturierung auf als verhaltenstherapeutische Konzepte. Andererseits findet auch zunehmend eine Integration von strukturierenden und offenen Vorgehensweisen statt. Gaines (1981) beginnt die Gruppentherapie mit Grundschulkindern zunächst fokussierend, vermittelt soziale Regeln, die gemeinsam geübt und vertieft werden. Haben sich diese grundlegenden Fähigkeiten stabilisiert, setzt ein Gruppenprozeß ein, der weniger vom Gruppenleiter gesteuert, sondern von den Mitgliedern aktiv gestaltet wird.

Werden die inhaltlichen Schwerpunkte und theoretischen Konzepte der Gruppe in den Vordergrund gestellt, dann bietet sich in Anlehnung an Haar et al. (1979) folgende Differenzierung der Gruppenverfahren an:
- Gruppenarbeit: die Gruppe als Vermittler korrigierender sozialer Erfahrungen
- Gruppentraining: der Einsatz spezifischer pädagogischer und verhaltenstherapeutischer Interventionen bei definierten Verhaltensauffälligkeiten und Defiziten
- Gruppentherapie: die Gruppe als Medium für emotional korrigierende Erfahrungen mit dem Ziel vorwiegend intrapsychischer Veränderungen

Diese drei unterschiedlichen Formen des gruppentherapeutischen Vorgehens unterscheiden sich in der Zielsetzung sowie der Einbeziehung und Betonung psychodynamischer Prozesse. Gemeinsam ist ihnen das Anliegen, dem Jugendlichen eine größere soziale Kompetenz, eine bessere Selbstwahrnehmung und -einschätzung sowie ein erweitertes Kommunikationsverhalten nahezubringen. Für Sandner (1978, 1986) ist es deshalb sinnvoll, "von unterschiedlichen Arten des psycho-sozialen Lernens zu sprechen und herauszuarbeiten, unter welchen Bedingungen in Gruppen mit welchen Teilnehmern welche Lernprozesse mit welcher Wahrscheinlichkeit und unter welchen Widerständen zu erwarten sind."

Beide Klassifikationsansätze ergeben zusammen ein umfassenderes Raster für die Indikationsstellung und Durchführung von Gruppentherapien. Innerhalb der Gruppenarbeit, des Gruppentrainings und der Gruppentherapie sind unterschiedlich strukturierte Vorgehensweisen möglich, die sich nach den jeweiligen Möglichkeiten der Patienten richten sollten. Dies bedeutet, daß es "die" Gruppentherapie, auch auf ein bestimmtes Theorie- bzw. Therapiekonzept bezogen, nicht gibt. Die zuvor dargestellten methodischen Schwierigkeiten der empirischen Überprüfung werden nun besser verständlich, da das praktische Vorgehen eine große Variabilität in der technischen Durchführung, der Zusammensetzung und der Zeitdauer bedingt.

Kadis et al. (1982) stellen die generelle Indikation für die Gruppentherapie dann, wenn zum Zeitpunkt der Behandlung eine vorwiegend interpersonell orientierte Therapieform die besten Entwicklungsmöglichkeiten bietet. Die Gruppentherapie sei dann der Einzeltherapie vorzuziehen, wenn der Patient vor allem lernen soll, wie man positive Beziehungen und Unterstützung durch die anderen Teilnehmer gewinnen kann. Bezogen auf die Indikation bei Kindern und Jugendlichen bedeutet dies, daß Patienten, die über wenig soziale Kompetenz verfügen, in einer ganz freien Gruppensituation eher überfordert sind. Für sie würde es hilfreich sein, in kleinen und überschaubaren, sie nicht beängstigenden Schritten mit komplexeren und konflikthafteren Situationen vertraut zu machen. Hyperaktive und aggressive Kinder werden ebenfalls mit einem großen Freiraum wenig konstruktiv umzugehen wissen.

Adoleszente und Jugendliche, bei denen Beziehungsschwierigkeiten, Ablösungskonflikte und Selbstunsicherheit bestehen, kommen auf einer Gesprächsebene den Problemen besser näher, als wenn sie vom Gruppenleiter mit diesen Fragen zu stark direkt konfrontiert werden. Homogene Gruppen bieten die Möglichkeit, umschriebene Störungen intensiv zu bearbeiten, andererseits bleiben sie häufig thematisch begrenzt und verfügen über wenig Dynamik. Es bleibt also abzuwägen, welcher Gruppenansatz bei einem bestimmten Patienten hilfreich sein kann. Wird das Gruppenverfahren an die jeweiligen Möglichkeiten und Schwierigkeiten der Kinder und Jugendlichen adaptiert, läßt sich aus den zugrundeliegenden Störungen und psychischen Auffälligkeiten keine absolute Kontraindikation ableiten. So wurde z.B. mit lernbehinderten Adoleszenten ebenso erfolgreich eine Gruppenbehandlung durchgeführt (Pickar 1988) wie mit autistischen Kindern, jugendlichen Patienten mit Borderline-Störungen und delinquenten Jugendlichen (Speers u. Lansing 1964; Graziano 1970; Epstein 1977; Julian u. Kilman 1979; Stengel 1987; Salvendy 1989).

Gruppentraining und Gruppenpsychotherapie – zwei unterschiedliche Schwerpunkte und methodische Vorgehensweisen

Petermann u. Petermann (1987) unterteilen Trainingsverfahren wie folgt:
- psychologische Fertigkeitstrainings;
- psychologische Prävention bei Teilgefährdungen, z.B. Alkohol oder Drogen;
- Abbau dissozialen und delinquenten Verhaltens durch Rollenspiele;
- Breitbandprogramme mit sozialpädagogischen Ansprüchen.

Es geht hierbei um eine zielgerichtete Arbeit mit einer verhaltenstherapeutischen bzw. sozialpädagogischen Ausrichtung. Interventionstechniken stellen u.a. Rollenspiele, Selbstkontrollverfahren, Kommunikations- und Planspiele sowie Entspannungsübungen dar. Die Trainingsverfahren sind durch einen hohen Flukturierungsgrad gekennzeichnet, das zu erreichende Therapieziel ist in operationalisierte Teilaspekte gegliedert, um den Teilnehmern die vielfältigen Aspekte sozialer Fähigkeit mit unterschiedlichen sozialen Lerntechniken nahezubringen.

Nach Goldstein et al. (1978, 1984) gelingt die Vermittlung dieser Inhalte und neuen Verhaltensweisen nur dann, wenn sie Identifikationselemente enthalten, die von folgenden Faktoren abhängen (zit. nach Petermann u. Petermann 1987):

- von der Beziehung zwischen Therapeut und Jugendlichem,
- von der Anzahl der für den Jugendlichen unmittelbar umsetzbaren Teilfähigkeiten und
- von motivationsfördernden Faktoren in der Trainingsgruppe.

Diese notwendigen Randbedingungen zeigen, daß auch im Gruppentraining der Psychodynamik und den Beziehungsaspekten eine Bedeutung zukommt. Ein weiteres Grundprinzip von Gruppentrainingsverfahren soll am sozialen Kompetenztraining von Döpfner et al. (1981) gezeigt werden. Zunächst wird das Zielsymptom Selbstunsicherheit in seine relevanten Komponenten zerlegt, dann werden hieraus verschiedene Lernschritte abgeleitet, die sich wechselseitig beeinflussen und die bei der Konstruktion und Evaluation des Behandlungsprogramms zu beachten sind. Ein soziales Kompetenztraining würde deshalb als multimodale Therapie alle Ebenen der Selbstunsicherheit modifizieren und bei der Therapiekontrolle sollten Veränderungen auf allen Ebenen überprüft werden. Die einzelnen Komponenten der Selbstunsicherheit werden in die Trainingseinheiten des Therapeuten-Manuals eingebaut, wobei verschiedene Modifikationstechniken herangezogen werden. Definition und Unterteilung des Zielsymptoms in Teilkomponenten, Inhalt und Durchführung des Trainingsprogramms und Modifikationstechniken sind eng aufeinander bezogen und ausgearbeitet (Tabelle 3). Döpfner et al. (1981) verglichen den Effekt eines Kompetenztrainings in der Gruppe an 9- bis 12jährigen Kindern mit denen einer klientzentrierten Spieltherapie. Insgesamt zeigen die Ergebnisse dieser Untersuchung, daß das soziale Kompetenztraining in der Lage ist, Selbstunsicherheit auf kognitiver, emotionaler und motorischer Ebene zu verändern und hierbei der klientzentrierten Spieltherapie in fast allen Variablen überlegen ist. Konkrete Verhaltenselemente wie Interaktionseffektivität und Interaktionsfrequenz wurden durch die Spieltherapie nicht verändert, jedoch eine Reduktion subjektiver sozialer Ängste erreicht.

In Abgrenzung von dem verhaltenstherapeutischen Vorgehen wird in der Gruppenpsychotherapie das Gruppengeschehen als "Wiederholung bzw. Wiederinszenierung spezifischer Phasen der Entwicklung des Kindes in seinem sozialen Kontext" verstanden (Sandner 1986). Die von Sandner beschriebenen Faktoren, die jede Phase der Gruppenentwicklung beeinflussen, stellen die psychosoziale Kompetenz der einzelnen Teilnehmer; die spezifischen

Tabelle 3. Zielsymptome, Modifikationstechniken und Einheiten des Therapeutenmanuals für das soziale Kompetenztraining (Nach Döpfner et al. 1981)

Zielsymptom: Selbstunsicherheit:

- soziale Ängste (emotionale Ebene von Selbstunsicherheit)

- negative Selbstwertgefühle (kognitive Ebene von Selbstunsicherheit)

- ineffektives Interaktionsverhalten und geringe Interaktionsfrequenz
  (motorische Ebene von Selbstunsicherheit)

- motorische soziale Defizite in Form fehlender verbaler oder
  nonverbaler Fertigkeiten (motorische Ebene von Selbstunsicherheit)

- kognitive soziale Defizite in Form fehlender verbaler oder nonverbaler Fertigkeiten (kognitive Ebene von Selbstunsicherheit)

        Modifikationstechniken:

        - Gruppendiskussion

        - Modellierung von sozial kompetentem, selbstunsicherem
          und aggressivem Interaktionsverhalten durch die Therapeuten

        - Identifikation der Elemente von sozial kompetentem Inter-
          aktionsverhalten sowie der Folgen der einzelnen Reaktions-
          alternativen durch die Gruppe

        - Instruktionen für Verhaltensübungen: Verdeutlichung der
          Elemente von sozial kompetentem Interaktionsverhalten

        - Verhaltensübung durch zwei Gruppenmitglieder: Reproduktion
          des in der Modellierung dargestellten sozial kompetenten
          Interaktionsverhaltens

        - Coaching und verbale positive Verstärkung

Einheiten des Therapeuten-Manuals:

- Kennenlernen und Aufbau von Gruppenkohäsion

- Nonverbale Kommunikation 1:
  Die Sprache der Augen und die Sprache des Gesichts

- Nonverbale Kommunikation 2:
  Die Sprache des Körpers und die Sprache der Stimme

- Soziale Angst und irrationale Gedanken

- Freude zeigen

- Sich gemeinsam freuen

- Bitten stellen, erfüllen und ablehnen

- Forderungen stellen

- Ärger ausdrücken

- Kontakte aufnehmen, aufrechterhalten und beenden

Interventionstechniken, das Interventionsverhalten und die psychosoziale
Kompetenz des Gruppenleiters; die spezifische Gruppenkonstellation mit
Rückwirkung auf einzelne Teilnehmer, Gruppenleiter und Setting sowie Grad
der Regression bzw. Progression, dem die Gruppenteilnehmer in ihrer Gesamtheit als Gruppe unterliegen, dar.

Für die Behandlung jugendlicher Patienten nehmen Haar et al. (1979) folgende Modifikation der tiefenpsychologisch orientierten Gruppenmethode entsprechend der altersspezifischen Psychodynamik vor: der Therapeut soll sich
hier aktiver, realer in seinem Umgang mit dem Jugendlichen verhalten, häufiger Interpretationen anbieten, bei Bedarf einen Leitfaden für das Gespräch
finden, auf den hohen Angstpegel und die relative Ich-Schwäche Rücksicht
nehmen.

Nach Haar (1981) sollte die Aufmerksamkeit der Therapeuten von Beginn
an den Strukturierungsversuchen der Gruppe, ihrer Rollenverteilung und ihren
gemeinsamen Bemühungen um eine Abwehr von Angstgefühlen und -inhalten
gelten. Der Gruppenleiter darf sich nicht passiv zurückziehen, sondern soll
durch Authentizität und Spontaneität bei Wahrung der nötigen Distanz den
Bedürfnissen der Jugendlichen nach Echtheit des Kontaktes nachkommen
(Zauner 1980, 1981). Auch in der Gruppenpsychotherapie geht es nach Slavson
(1952, 1971) darum, eine greifbare soziale Wirklichkeit herzustellen und soziale Beziehungen zu stärken. Diese Grundvoraussetzungen sind für eine erfolgreiche Behandlung notwendig, weil "positive Leistungen, Anerkennung, gesunde Identifizierung und viele andere gruppendynamische Prozesse die
Grundhaltung des Patienten zu sich selbst verändern und sein Selbstbewußtsein erhöhen (Slavson 1966). Die Gruppe dient dabei als Versuchsfeld für neue
Erlebnisse und Verhaltensweisen. Die Rolle des Gruppenleiters besteht überwiegend darin, viele Prozesse zu ermöglichen, ohne direkt an ihnen beteiligt zu
sein.

Ermann (1972) beschreibt das Vorgehen in einer interaktionell geführten
Jugendlichengruppe wie folgt:
- "Die Aktivität innerhalb der Gruppe geht von den Gruppenmitgliedern aus;
  sie wählen beispielsweise das Gruppenthema bzw. die Gruppenthemen. Der
  Gruppenleiter verhält sich aber nicht passiv-abwartend, sondern greift selbst
  beratend ins Gespräch und aktiv in den Gruppenprozeß ein.
- Im Mittelpunkt der Gruppenarbeit steht die Erörterung von aktuellen Konflikten, nicht die Bearbeitung von Übertragung und Widerstand.

- Ziel der Gruppenbetreuung ist die Einsicht in bewußtseinsnahe Haltungen, während deren Genese aus der Lebensgeschichte nur ausnahmsweise berücksichtigt wird. Dabei bilden außergruppale Erlebnisse meistens den Einstieg, durch den sich spontane Interaktion entwickeln soll, während Einsicht vor allem durch situationsbezogene, d.h. auf das aktuelle Gruppengeschehen hin bezogene Interpretationen erreicht werden soll."

Nach Haar (1980, 1981) liegen die Schwerpunkte und Ziele der analytisch orientierten Gruppenpsychotherapie mit Jugendlichen in folgenden Bereichen: es werden neue Beziehungen zu Gleichaltrigen ermöglicht, die Auseinandersetzung mit den Eltern durch Erfahrungsaustausch verbessert und Bündnispartner für altersspezifische Problemlösungen angeboten sowie pathogene Verarbeitungen im Kontakt untereinander erkannt und reflektiert.

Im Vorfeld der Gruppenpsychotherapie empfiehlt es sich, einige Einzelkontakte durchzuführen, um durch eine gezielte Zusammenstellung der Gruppe ihre Arbeitsfähigkeit zu erhöhen (Scheidlinger 1985).

Verlauf von Gruppenpsychotherapien mit Jugendlichen

Behr (1988) und Evans (1988) betonen die Schwierigkeiten des Therapeuten in Jugendlichengruppen, die Balance zwischen einem fokussierenden und nichtstrukturierenden Vorgehen zu finden, wobei es aus Gründen der unterschiedlichen Gruppenzusammensetzungen und -konstellationen kein Standardverfahren gäbe.

Der Einfluß des Gruppensettings soll an den Ergebnissen von drei Gruppenpsychotherapien mit Jugendlichen dargestellt werden:

a) Im Rahmen einer kinder- und jugendpsychiatrischen Klinik wurden auf einer Langzeittherapiestation - die Aufenthaltsdauer liegt zwischen einem halben und einem Jahr - wöchentlich analytisch orientierte Gruppentherapiesitzungen durchgeführt (Lehmkuhl et al. 1982a). Über einen Zeitraum von 12 Wochen nahmen 10 Patienten teil, wobei eine ausreichende Ich-Stärke und Belastbarkeit vorausgesetzt wurde, d.h. Patienten mit akuten Psychosen und ausgeprägten Störungen des Sozialverhaltens wurden so lange nicht einbezogen, bis eine ausreichende Gruppenfähigkeit vorhanden war. Das Durchschnittsalter betrug 15,9 (14,6 - 17,8) Jahre. Unter Berücksichtigung der technischen Schwierigkeiten, die sich bei der stationären Gruppenpsychotherapie von jugendlichen Neurosepatienten ergeben (Heigl-Evers u. Laux 1971), wurden die Gruppensitzungen von zwei Therapeuten geleitet, um Ängste, Unsicherheiten, Ausagieren von Konflikten und Aggressionen der Teilnehmer durch die Kotherapie zu verringern und besser steuern zu können. Als Untersuchungsverfahren für die Verlaufseinschätzung entwickelten wir u.a. in Anlehnung an Speierer einen aus

13 Items bestehenden Fragebogen zur Selbst- und Fremdwahrnehmung und
zur Beurteilung des Interaktionsverhaltens (Tabelle 4). Die Teilnehmer hatten
nach jeder Gruppensitzung 10 min Zeit, den Fragebogen zu beantworten. Die
Items mußten auf einer 6stufigen Rating-Skala mit den Polen "ganz genau" und
"ganz im Gegenteil" beurteilt werden. Die Ergebnisse des Selbstbeurteilungsfragebogens zeigen, daß die Teilnehmer in den Bereichen Offenheit, Bearbeitung persönlicher Probleme, Hilfe durch andere und Angstverringerung eine
kontinuierliche signifikante Verbesserung erlebten (Lehmkuhl et al. 1982a).
Die Werte der anderen Items erwiesen sich als stark abhängig vom jeweiligen
Verlauf der Gruppensitzungen und erreichten keine positive Stabilisierung.
Nach der 7. Gruppenstunde stellte sich ein gleichbleibendes Antwortmuster
der Teilnehmer ein, d.h. die folgenden Sitzungen ergaben keine signifikante
weitere Veränderung in der Selbstbeurteilung. Die Arbeitsfähigkeit der
Gruppe war nach 5 Wochen weitgehend vorhanden, erfuhr jedoch in der folgenden Zeit eine Stabilisierung, die sich darin zeigte, daß vermehrt persönliche
Konflikte und Themen aufgegriffen und bei geringerer Abwehr Widerstand
bearbeitbar war.
b) Das zuvor beschriebene Setting und therapeutische Vorgehen wurde ebenfalls bei stationär behandelten Jugendlichen durchgeführt, die nach Alter,
Schweregrad der Störung und Zusammensetzung mit der ersten Gruppe vergleichbar waren. Die entscheidende Abweichung bestand darin, daß wöchentlich 2 Gruppentherapiesitzungen stattfanden, von denen eine mit Video-
Konfrontation erfolgte.

Tabelle 4. Fragebogen zur Beurteilung des Gruppenprozesses in Anlehnung an Speierer (1976)

1. Ich fühlte mich heute persönlich angegriffen
2. Ich erlebte heute viel Angst
3. Ich konnte heute offen über meine Gefühle zu anderen Gruppenmitgliedern sprechen
4. Ich konnte mich heute so geben, wie ich mich wirklich finde
5. Ich habe heute die anderen verstanden
6. Ich habe heute erfahren, wie ich auf andere wirke
7. Ich entdeckte heute persönliche Probleme, die mir bislang nicht auffielen
8. Ich fühlte mich heute von den Gruppenmitgliedern verstanden
9. Ich fühlte mich heute mit persönlichen Schwierigkeiten konfrontiert
10. Die anderen haben mir heute geholfen
11. Ich habe mich heute viel mit mir selbst beschäftigt
12. Ich bin mit meinem Verhalten in der Gruppe zufrieden
13. Ich lernte mich heute besser verstehen

Dabei wurden die 60 min dauernden wöchentlichen Video-Sitzungen von einer Kamera aufgenommen. Die letzten 15 min der vergangenen Woche wurden am Anfang jeder Video-Sitzung vorgespielt, um eine thematische Kontinuität zu erreichen. Die Teilnehmer wurden aufgefordert, sich mit den Aufnahmen zu beschäftigen und sie aus der zeitlichen Distanz zu kommentieren. Aus den Ergebnissen des Selbstbeurteilungsfragebogens läßt sich ableiten, daß sich keine spezifischen Antwortverläufe mit und ohne Video-Situation finden, außer einer anfänglich stärkeren Stimulation durch die Konfrontationsmethode. Innerhalb des Zeitraumes von 7 Wochen ließen sich in den Bereichen Offenheit, Erfahrungsaustausch, Verständnis und Kennenlernen in der einfachen Gruppensituation signifikante Therapieeffekte erzielen. Andere Bereiche wie "Sich angegriffen fühlen" und "Angsterleben" nahmen dabei deutlich ab. Im Vergleich mit der Gruppensituation ohne Video-Einsatz ergaben sich nur in den ersten Stunden in einigen Bereichen signifikante Unterschiede, während die Ergebnisse der Selbsteinschätzung nach der 4. Sitzung in beiden Gruppen nicht wesentlich differierten.

c) In einer ambulanten Jugendlichengruppe wurde nach dem gleichen Vorgehen, jedoch ohne Video-Einsatz, der Selbstbeurteilungsverlauf untersucht. Die Teilnehmer entsprachen im Alter, in der Zusammensetzung und Schwere der Störung denen in den zuvor dargestellten Gruppen. Der Gruppenprozeß verlief jedoch deutlich anders als im stationären Rahmen. Die Jugendlichen benötigten mehr Zeit, bis sie gemeinsame Themen entwickeln und bearbeiten konnten, reagierten mit großer Vorsicht, so daß nach 10 Wochen nur in den Bereichen Offenheit und Angstverringerung eine signifikante Verbesserung gegenüber dem Anfang vorhanden waren. Die Gruppenleiter mußten aktiver in den Prozeß eingreifen und Themen z.T. vorgeben. Im Gegensatz zum stationären Setting benötigt man im ambulanten Bereich einen längeren Zeitraum, in dem sich Veränderungen ergeben und ein Gruppenprozeß in Gang kommt. Es verlangt auch vom Gruppenleiter ein aktiveres Vorgehen, da sich die Gruppe erst eine gemeinsame Basis schaffen muß und in der Anfangsphase hierfür aktive Unterstützung benötigt.

Notwendige Perspektiven der Gruppentherapieforschung im Kindes- und Jugendalter

Abramowitz (1976) verlangt, daß durch einen besseren methodischen und breiteren konzeptuellen Rahmen effektivere Gruppentherapiekonzepte zu erreichen sind. Diese Forschung sollte versuchen, anhand von exakt definierten Patientengruppen die einzelnen Schritte der Gruppenarbeit mit den sich daraus ergebenden Veränderungen durch reliable und valide Merkmale zu erfassen. Hierbei kommt den altersabhängigen und störungsbedingten Einflüssen eine besondere Bedeutung zu. Studien, die sich mit der Wirkung von Gruppentherapieverfahren beschäftigen, sollten Kontrollgruppen einbeziehen, wobei die Effekte auch gegen Einzelbehandlungen überprüft werden müßten. Verschiedene Arbeiten deuten darauf hin, daß der Gruppenzusammensetzung eine wichtige Bedeutung zukommt, so daß intervenierende Variablen erfaßt werden müssen, denen möglicherweise ein größerer Effekt zukommt als verschiedenen Therapiemethoden (Johnson u. Gold 1971). Rutter (1983) verlangt in einer Literaturübersicht zur Therapieforschung, daß vor allem Langzeiteffekte überprüft werden müssen. Auch in diesem Bereich liegen nur vereinzelt Ergebnisse vor, die zudem meist nur über einen Katamnesezeitraum von wenigen Monaten kontrolliert wurden (Clement et al. 1976; Riester u. Tanner 1980; Lockwood 1981). Auch Fragen der Generalisation von Therapiezielen fanden bisher wenig Beachtung (Clement et al. 1976; Kendall u. Zupan 1981; Biermann u. Furmann 1984).

Zusammenfassend muß festgestellt werden, daß die Differenziertheit von Gruppenprozessen, die Vielfalt der Interventionen und Therapieverläufe bisher nur ungenügend untersucht und für die Indikationsstellung genutzt wurden. Die Entwicklung einer übergreifenden Gruppenpsychotherapie-Konzeption wurde nach Sandner (1986) bisher dadurch erschwert, daß kein nennenswerter Dialog zwischen den verschiedenen Ansätzen und Therapieschulen stattfand. Es erscheint notwendig, durch sorgfältige Analysen einiger weniger Gruppenverläufe wesentliche wiederkehrende Phänomene und Zusammenhänge herauszufinden oder bereits vermutete Zusammenhänge mit Hilfe einer klinischen, empirischen Methode zu präzisieren und zu überprüfen (Sandner 1986). Ziel eines solchen Vorgehens sollte die Erkenntnis sein, bei welchen Störungen in welchem Alter welche Form der Gruppentherapie am effektivsten ist (Shames 1986)

Literatur

Abramowitz C (1976) The effectiveness of group psychotherapy with children. Arch Gen Psychiatry 33: 320-326

Amerikaner M, Summerlin ML (1982) Group counseling with learning disabled children: Effects of social skills and relaxation training on selfconcept and classroom behavior. J Learn Disabil 15: 340-343

Anderson N, Marrone RT (1977) Group therapy for emotionally disturbed children: A key to affection education. Am J Orthopsychiatry 47: 97-103

Axline OM (1947/1980) Kinder-Spieltherapie im nicht-direktiven Verfahren. Reinhardt, München

Azima FJ (1976) Group psychotherapy for latency-age children. Can Psychiat Ass J 21: 210-211

Bamber JH (1988) Group analysis with children and adolescents. Group Analysis 21: 99-102

Barcai A, Robinson EH (1969) Conventional group therapy with preadolescent children. Int J Group Psychother 19: 344-345

Barsky M, Mozenter G (1976) The use of creative drama in a children's group. Intern J Group Psychother 26: 105-114

Behr H (1988) Group analysis with early adolescents: Some clinical issues. Group Analysis 21: 119-131

Bell S, Ledford T (1978) The effects of sociodrama on the behaviors and attitudes of elementary school boys. Group Psychother Psychodrama Sociometry 31: 117-135

Berger L, McGaugh JL (1965) Critique and reformulation of learning theory approaches to psychotherapy and neurosis. Psychol Bull 63: 338-358

Berry KK, Turone RJ, Hardt P (1980) Comparison of group therapy and behavioral modification with children. Psychol Rep 46: 975-978

Biermann KL, Furman W (1984) The effects of social skills training and peer involvement on the social adjustment of preadolescents. Child Dev 55: 151-162

Bleck RT, Bleck BL (1982) The disruptive child's play group. Elem School Guid Counsel 17: 137-141

Brandt DE (1973) A description analysis of selected aspects of group therapy with severely delinquent boys. J Amer Acad Child Psychiatry 12: 473-481

Bruce T (1988) Discussion on paper by Herold Behr. Group Analysis 21: 131-133

Clement PW, Fazzone RA, Goldstein B (1970) Tangible reinforcers and child group therapy. Am Acad Child Psychiatry 9: 409-427

Clement PW, Roberts PV, Lantz LE (1976) Mothers and peers as child behavior therapists. Int J Group Psychother 26: 335-359

Cooke TP, Apolloni T (1976) Developing positive social-emotional behaviors: A study of training and generalization effects. J Appl Behav Anal 9: 65-78

Dannefer R, Brown R, Epstein N (1975) Experience in developing a combined activity and verbal group therapy program with latency-age boys. Intern J Group Psychother 25: 331-337

Dies A, Riester AE (1986) Research on child group therapy: Present status and future directions. In: Riester AE, Kraft JA (eds) Child group psychotherapy. Intern.Univ.Press, Madison, Connecticut

Döpfner M, Schlüter S, Rey E-R (1981) Evaluation eines sozialen Kompetenztrainings für selbstunsichere Kinder im Alter von neun bis zwölf Jahren - Ein Therapievergleich. Z Kinder-Jugendpsychiat 9: 233-252

Döpfner M (1987) Soziale Kompetenztrainings bei selbstunsicheren Kindern. In: Speek O, Peterander EF, Junerhofer P (Hrsg) Kindertherapie. Reinhardt, München

Downing CJ (1977) Teaching children behavior change techniques. Elem School Guid Counsel 11: 277-283

Eisenberg L (1969) Child psychiatry: the past quarter century. Am J Orthopsychiatry 39: 389-401

Epstein N (1977) Group therapy with autistic-schizophrenic adolescents. Soc.Casework 58: 350-358

Ermann M (1973) Erfahrungen mit einer tiefenpsychologisch orientierten interaktionellen Gruppenbetreuung bei Jugendlichen. Gruppenpsychother Gruppendyn 6: 102-111

Evans J (1988) Research findings and clinical practice. Group Analysis 21: 103-115

Factor DC, Schilmoeller GL (1983) Social skill training of preschool children. Child Study J 13: 41-55

Frank MG (1976) Modifications of activity group therapy: Responses to ego-impoverished children. Clin Soc Work J 4: 102-109

Franz WK, Berning LW, Reilly EM (1976) The effect of sensory awareness training on interpersonal social distance in fourth graders. Psychol Schools 13: 58-63

Frey LA, Kolodny RL (1981) Group treatment for the alienated child in the school. Int.J.Group Psychoth. 16, 321-337, 1966

Gaines T (1981) Structured activity-discussion group psychotherapy for latency-age children. Psychother Theory Res Pract 18: 537-541

Ginott HG (1961) Gruppenpsychotherapie mit Kindern. Theorie und Praxis der Spieltherapie. Beltz, Weinheim 1966

Goldstein AP, Pentz MA (1984) Psychological skill training and the aggression adolescent. School Psychol Rev 13: 311-323

Goldstein AP, Sherman M, Gershaw NJ, Sprafkin RP, Glick B (1978) Training aggression adolescents in prosocial behavior. J Youth Adolesc 7: 73-92

Graziano AM (1970) A group treatment approach to multiple problem behaviors of autistic children. Except Child 36: 765-770

Graziano AM (1972 Group behavior modification for children. Pergamon, New York

Haar R, Zauner J, Zech P (1979) Gruppentherapie und Gruppenarbeit bei Kindern und Jugendlichen. In: Heigl-Evers A (Hrsg) Die Psychologie des 20. Jahrhunderts, Bd. VIII: Lewin und die Folgen. Kindler, Zürich

Hargrave GE, Hargrave MC (1979) A peer group socialization program in the school: An outcome investigation. Psychol Schools 16: 546-550

Hayes EJ, Cunningham GK, Robinson JB (1977) Counseling focus: Are parents necessary? Elem School Guid Counsel 12: 8-14

Heigl-Evers A, Laux G (1971) Technische Probleme der klinischen Gruppenpsychotherapie bei jugendlichen Neurosekranken. In: Heigl-Evers A (Hrsg) Psychoanalyse und Gruppe. Vandenhoeck & Ruprecht, Göttingen

Heigl-Evers A, Schultze-Dierbach E (1988) Methoden - Entwicklung der Gruppenpsychotherapien - Stand und Perspektiven. Gruppenpsychother Gruppendyn 24: 201-221

Heising G, Wolff E (1976) Kotherapie in Gruppen. Vandenhoeck & Ruprecht, Göttingen

Johnson DL, Gold SR (1971) An empirical approach to issues of selective and evaluation in group therapy. Int J Group Psychother 21: 456-469

Johnson JH, Rasbury WC, Siegel JL (1986) Approaches to child treatment. Pergamon Press, New York

Julian A, Kilmann PR (1979) Group treatment of juvenile delinquents: a review of the outcome literature. Int J Group Psychother 29: 3-39

Kaczkowski H (1979) Group work with children. Element School Guid Crunc 14: 44-51

Kadis AL, Krasner JD, Weiner MF, Winick C, Foulkes SH (1982) Praktikum der Gruppenpsychotherapie. Frommann-Holzboog, Stuttgart

Kemper WW (Hrsg) (1984) Psychoanalytische Gruppentherapie. Praxis und theoretische Grundlagen. Fischer, Frankfurt

Kendall PC, Zupan B (1981) Individual versus group application of cognitive-behavioral self-control procedures with children. Behav Ther 12: 344-359

Kern RM, Hankins G (1977) Adlerian group counseling with contracted homework. Elem School Guid Counsel 11: 284-290

Lehmkuhl G (1990) Gruppenpsychotherapie mit Jugendlichen. In: Steinhausen HC (Hrsg) Das Jugendalter. Entwicklung - Probleme - Hilfen. Huber, Bern

Lehmkuhl G, Lehmkuhl U (1982a) Gruppenpsychotherapie mit Jugendlichen in der Individualpsychologie. Z Individualpsychol 7: 143-153

Lehmkuhl G, Schieber PM, Schmidt G (1982b) Stationäre Gruppenpsychotherapie bei Jugendlichen im Spiegel von Selbst- und Fremdbeurteilung und Behandlungserfolg. Z KinderJugendpsychiat 10: 216-229

Lehmkuhl G, Schieber PM, Schmidt G (1982c) Zur Gruppenpsychotherapie Jugendlicher mit Anwendung audiovisueller Verfahren. Acta Paedopsychiat 48: 323-332

Lockwood JL (1981) Treatment of disturbed children in verbal and experimential group psychotherapy. Int J Group Psychother 31: 355-366

MacLennan BW (1977) Modification of activity group therapy for children. Intern J Group Psychother 27: 85-96

Pasnan RO, Meyer M, Davis LJ, Lloyd R, Kline G (1976) Coordinated group psychotherapy of children and parents. Int J Group Psychother 26: 89-103

Petermann F, Petermann U (1987) Training mit Jugendlichen. Psychologie Verlags-Union, München

Pickar DB (1988) Group psychotherapy and the learning disabled adolescent. Adolescence 23: 761-772

Plenk AM (1978) Activity group therapy for emotionally disturbed preschool children. Behav Dis 3: 210-218

Redl F (1944) Diagnostic group work. Am J Orthopsychiatry 14: 53-67

Rhodes SL (1973) Short-term groups of latency-age children in a school setting. Intern J Group Psychother 23: 204-216

Riester AE, Tanner DL (1980) Group counseling: Follow-up view points. Elem School Guid Couns 14: 222-230

Riester AE, Kraft IA (eds) (1986) Child group psychotherapy. Intern Univ Press, Madison, Connecticut

Rose SD (1972) Treating children in groups: A behavioral approach. Jossey-Bass, San Francisco

Rutter M (1983) Psychological therapies: Issues and prospects. In: Guze SB, Earls FJ, Barrett JE (eds) Psychopathology and development. Raven Press, New York

Salvendy JT (1989) Short-term group psychotherapy with severe borderlines. Group Analysis 22: 309-316

Sandner D (1976) Psychodynamik in Kleingruppen. Theorie des affektiven Geschehens in Selbsterfahrungs- und Therapiegruppen. Reinhardt, München

Sandner D (1986) Gruppenanalyse. Theorie, Praxis, Forschung. Springer, Berlin Heidelberg New York Tokyo

Scharness G (1976) Group treatment modalities for latency-age children. Int J Group Psychother 15: 455-473

Scharness G (1986) Differential diagnosis and group structure in the outpatient treatment of latency age children. In: Riester AE, Kraft IA (eds) Child group psychotherapy. Int Univ Press, Madison, Connecticut

Scheidlinger SV (1985) Group treatment of adolescents: an overview. Am J Orthopsychiatry 55: 102-111

Sevitt M (1988) Discussion on paper by John Evans. Group Analysis 21: 115-117

Slavson SR (1943) Introduction to group therapy. Intern.Univ.Press, New York

Slavson SR (1952) Child psychotherapy. Columbia Univ.Press, New York

Slavson SR (1966) Unterschiedliche psychodynamische Prozesse der Aktivitäts- und Aussprachegruppen. Zur Gruppenpsychotherapie mit Kindern und Jugendlichen. In: Preuss H G (Hrsg) Analytische Gruppenpsychotherapie: Grundlagen und Praxis. Urban & Schwarzenberg, München, S 73-84

Slavson SR (1971) Meine Technik der Gruppenpsychotherapie mit Kindern. In: Biermann G (Hrsg) Handbuch der Kinderpsychotherapie, Bd II, Reinhardt, München

Slavson SR, Schiffer M (1975) Group psychotherapies for children. Intern.Univ.Press, New York

Speers RW, Lansing C (1965) Group therapy in childhood psychosis. Univ.Press North Carolina, Chapel Hill

Speierer GW (1976) Dimensionen des Erlebens in Selbsterfahrungsgruppen. Vandenhoeck & Ruprecht, Göttingen

Stengel BE (1987) Developmental group therapy with autistic and other severely psychosocially handicapped adolescents. Int J Group Psychother 37: 417-431

Weisselberger D (1977) Developmental phases in activity-interview group psychotherapy with children. J Group Dyn Psychother 8: 20-26

Zauner J (1980) Erziehung und Psychotherapie beim Jugendlichen in psychoanalytischer Sicht. In: Spiel W (Hrsg) Psychologie des 20. Jahrhunderts, Bd XII. Kindler, Zürich

Zauner J (1981) Stufen der Adoleszenz - Modifikationen des therapeutischen Zugangs. In: Lempp R (Hrsg) Adoleszenz. Huber, Bern

Das Konzept der Intentionalität
bei Brentano und Husserl in Bedeutung
für die psychoanalytische Entwicklungslehre
und Therapie - Kognitive Funktionen und Empathie

A. Dührssen

Es ist mehr als 60 Jahre her, seit Schultz-Hencke im Jahre 1927 das Konzept der Intentionalität in die psychoanalytische Entwicklungslehre einführte. Ich komme nicht ganz an der Vermutung vorbei, daß es für viele so scheinen mag, als habe ich mich mit der Wahl meines Themas einer all zu speziellen und vielleicht sogar etwas abseitigen Problematik zugewandt, einer Problematik, die für die heutige Generation der Psychotherapeuten und Psychoanalytiker kaum mehr von großer Relevanz ist. Aber in Anbetracht der Tatsache, daß wir heute mit den zeittypischen Schlagwörtern von "Beziehungsmedizin" einerseits und "Verhaltensmedizin" andererseits leben müssen, denke ich, daß wir uns in unserer Auseinandersetzung mit den hier zur Debatte stehenden innerseelischen Vorgängen, die im Laufe einer kindlichen Entwicklung neurotisch geschädigt werden können, doch auf die historischen Wurzeln des Begriffs der Intentionalität besinnen sollten und die subtilen Akzentverschiebungen beachten, die sich für diesen Begriff im Verlauf der Jahrzehnte eingestellt haben und die sich auf die psychoanalytische Entwicklungslehre auswirken. Nicht umsonst habe ich dieser Arbeit den Untertitel "Kognitive Funktionen und Empathie" gegeben.

Als Schultz-Hencke im Jahre 1927 in seinem Buch "Einführung in die Psychoanalyse" das Konzept der Intentionalität diskutierte, bezog er sich seinerzeit bereits auf Husserl, wenngleich er diesen Autor 1927 noch nicht erwähnt hat, sondern erst viele Jahre später 1951 in seinem "Lehrbuch der analytischen Psychotherapie" schrieb, daß der Begriff der Intentionalität "wohl zuerst von Husserl angewandt worden ist".

In einem eigenen Beitrag sah ich mich bereits 1953 veranlaßt, darauf hinzuweisen, daß der Begriff ursprünglich von Brentano (1874) stammt. Leider war ich damals noch nicht gebildet genug, um zu wissen, daß Brentano im wesentlichen einen Begriff aus der Scholastik diskutierte, dem vor allen durch Descar-

tes eine gegliederte Ordnung und Definition gegeben worden war. Wenngleich
ich schon wußte, daß Wilhelm Wundt (1911) Franz Brentano und seine Schule
unter die Neo-Scholastiker einordnete und in herber Kritik formulierte:

> "Die scholastische Methode in dieser ihrer Anwendung auf die Psychologie läßt sich daher als
> ein Versuch definieren, die Psychologie durch die Logik zu absorbieren und die psychologische
> Beobachtung durch eine reflektierende Begriffsanalyse zu verdrängen".

Nach Wundt blieb bei diesen Scholastikern neuerer Schule

> "anstelle der wirklichen Erlebnisse nur die Reflektion über sie übrig und dem so reflektie-
> renden Psychologen kommt nicht selten die Fähigkeit unbefangener psychologischer Beob-
> achtung abhanden".

Mit dieser Kritik aus dem Jahre 1911 an den Neo-Scholastikern - insbesondere also an Franz Brentano - bezog sich Wilhelm Wundt gewiß auch auf den
Begriff der Intentionalität, und ich sollte hier vielleicht gleich vorweg einfügen,
daß mehr als ein halbes Jahrhundert später der Begriff der "Intentionalität"
von Norbert Bischof (1966) unter erkenntniskritischen Gesichtspunkten als ein
"Unbegriff" bezeichnet wurde. Da sich dieses kritische Etikett für den Begriff
der Intentionalität aus Überlegungen ableitete, die der reinen Wahrnehmungspsychologie gewidmet waren, muß man - so meine ich persönlich - dieser Einstellung wohl zustimmen. Andererseits hatte der Begriff der Intentionalität
nicht ausschließlich mit Wahrnehmungsvorgängen zu tun, sondern war unter
empirisch-psychologischen Gesichtspunkten eigentlich ein Mischbegriff, in
dem sich sehr unterschiedliche Komponenten seelischen Geschehens vereinigen. So sollte ich hier in jedem Fall wohl erläutern, warum ich auch heute noch
meine, daß mit der Einführung dieses Begriffs in die psychoanalytische Entwicklungslehre etwas Wesentliches und sehr Produktives geschehen ist:
In den Denksystemen der Scholastik wurde zunächst von der Vorstellung
ausgegangen, daß alle Bewußtseinstätigkeiten "etwas zum Gegenstand hätten".
Bewußtseinstätigkeiten bezögen sich - so die Denker der Scholastik - immer
auf etwas als ein Objekt und diese Beziehung sei (nach den Formulierungen
der früheren Denker) "ein nicht weiter analysierbares elementares Relatives".
Diese eigentümliche Art von Relativem sei als "intentionale Beziehung" zu bezeichnen, und insofern sollte der Begriff der Intentionalität nach den Denkern
der Scholastik und zunächst auch nach Brentano nichts anderes bedeuten als
eben die Tatsache, *daß jede Bewußtseinstätigkeit etwas zum Gegenstand hat.*
Wir finden uns in dem weit verstreuten Werk von Brentano ganz besonders
gut zurecht, wenn wir das sorgfältig zusammengestellte Buch seines Schülers
und Freundes Kastil (1951) über die Philosophie Brentanos zur Hand nehmen.
Kastil hatte sich bemüht, die Philosophie Brentanos fast in dessen eigener
Diktion und in dessen Formulierungen darzulegen. Er führt genauer aus, daß

die soeben erwähnte Tatsache, daß jede Bewußtseinstätigkeit etwas zum Gegenstand habe, diese nicht weiter analysierbare elementare Relation der Intentionalität so zu beschreiben sei, "daß der Sehende etwas Farbiges, der etwas Glaubende eben dieses, der an etwas Gefallenfindende auch eben dieses zum Gegenstand habe".

Brentano hat sich bei der Diskussion dieses für ihn zentralen Begriffes der Intentionalität sehr weitgehend auf Descartes bezogen, der nach seiner Meinung das Konzept der intentionalen Beziehung insofern in eine überzeugende Ordnung gebracht hatte, als er die intentionalen Beziehungen in drei Gattungen unterteilte. Nämlich in: 1. Vorstellen, 2. Urteilen und 3. "mit Gemütsbewegungen verbunden sein".

Wir sehen bei dieser geschichtlichen Rückbesinnung, daß der Begriff der Intentionalität tatsächlich ein Mischbegriff gewesen ist, unter dem sehr unterschiedliche seelische Vorgänge zusammengefaßt wurden, nämlich-wie gesagt -: Vorstellungen, Urteile und "mit Gemütsbewegungen verbunden sein". Insofern wird verständlich, daß Bischof (1966) unter wahrnehmungspsychologischen und erkenntniskritischen Gesichtspunkten diesen Begriff als einen "Unbegriff" bezeichnet hat. Während ebenso verständlich wird, warum das in jenen Jahren so weltweit diskutierte Konzept der Intentionalität für die psychoanalytische Entwicklungslehre eine starke Bedeutung gewinnen mußte. Der Anteil des "sich beziehenden Empfindens", der zu den Vorgängen der Intentionalität gehören sollte, mußte bei jeder psychologischen Entwicklungslehre des Kindes in Betracht gezogen werden, wenn man auch nur annähernd eine Vollständigkeit seiner Beobachtungen anstrebte.

Ich gehe jetzt auf die nur scheinbar subtile - in Wahrheit aber einschneidende - Bedeutungsverschiebung ein, die sich zwischen den Ausführungen von Brentano und seinem später international so berühmt gewordenen Schüler Husserl in bezug auf den für beide zentralen Begriff der Intentionalität ergeben hatte.

Für Brentano waren - wie besonders sein Schüler Kastil ausführte - bei seinen Darlegungen zu dem Konzept der intentionalen Beziehung zwei Begriffe aus der aristotelischen Kategorienlehre von besonderer Wichtigkeit geworden, nämlich die Begriffe: *Tun* und *Leiden*.

Für Brentano gehörten sehr viele seelische Vorgänge - vor allen Dingen Wahrnehmungsvorgänge - zu den *"Erleidungen"*. Gemeint war damit die passive Reizaufnahme eines von außen kommenden Stimulus. Brentano ging dabei in seinem Konzept der "Erleidungen" sehr weit. Zur Klasse der Erleidungen gehörten nach ihm nicht nur alles "Sehende und Hörende oder Empfindende", sondern auch alles *Begehrende* und überhaupt *alles Denkende*. Nach Brentano - so führt Kastil aus - denken wir nur so lange als wir zum Denken *bewegt werden*. Ähnliches soll nach Brentano von dem empfindenden, liebenden oder hassenden Anteil der intentionalen Beziehung gelten. Nach dieser Vorstellung wird der Mensch von den "primären Objekten" - ein Begriff von Brentano, später von Freud übernommen - zum Empfinden *bewegt*.

Bei Husserl ergab sich nun in bezug auf dieses "erleidende" Konzept der intentionalen Beziehung eine äußerst bedeutungsvolle Verschiebung. Husserl schrieb, daß unter Intentionalität zunächst die Eigenheit von Erlebnissen zu verstehen sei, "Bewußtsein von etwas zu haben". Diese "wunderbare Eigenschaft" trat nach Husserl dem Menschen zunächst entgegen im expliziten *Cogito*. Ein Wahrnehmen sei Wahrnehmen von etwas, ein Urteilen sei Urteilen von einem Sachverhalt, ein Werten von einem Wertverhalt, ein Wünschen von einem Wunschverhalt.

Aber Husserl betont nachdrücklich - im Gegensatz zu Brentano -, daß das Cogito (die Intentionalität also) als ein "Akt", als ein *Modus aktueller Zuwendungen* aufgefaßt werden müßte. Im Gegensatz zu Brentano, der die intentionalen Beziehungen immer mehr unter der Vorstellung der "Erleidungen" gesehen hatte - also als etwas, das im erlebenden Subjekt *von außen her angestoßen und bewegt wird* -, betonte Husserl immer wieder, daß eine intentionale Beziehung entstünde, wenn sich das Subjekt auf das "*intentionale Objekt richtet*". Nach Husserl gehörte zum Cogito selbst ein *gerichteter* "Blick-auf" das Objekt. Aber auch Husserl wies in den Ausführungen zum Begriff der Intentionalität immer wieder mit Nachdruck darauf hin, daß von dem reinen "Gerichtet-sein" auf ein Objekt in dieser diskutierten intentionalen Beziehung sowohl die Akte des *Wertens* wie auch die Akte der *Handlung* enthalten sein könnten.

Und mit der Darlegung dieser wesentlichen Verschiebung, die wir in den Konzepten von Brentano und von Husserl in bezug auf den Begriff der Intentionalität finden, bin ich auch bei dem eigentlichen Thema meines Beitrages angelangt, nämlich dem Einfluß von Brentano und Husserl auf das Konzept der Intentionalität in der Psychoanalyse - hier im Speziellen auf Freud und Schultz-Hencke.

Freud hat ja bekanntlich die Vorlesungen von Brentano oft besucht. Ich sollte hier vielleicht einfügen, daß Brentano ursprünglich geweihter Priester und als solcher in Würzburg habilitiert war. Als er aus seinem Orden ausgetreten war, wurde er nach Wien auf eine Professur der Philosophie berufen und war nach Aussagen aller Zeitgenossen ein charismatischer Lehrer, dessen Vorlesungen auch von Freud durch mehrere Semester hin besucht wurden.

Freud selbst hat in seinen Werken den Begriff der intentionalen Beziehungen immer wieder mal gebraucht, wenngleich dieser Begriff nicht im Register seines Werkes auftaucht. Lediglich sein hochgebildeter Schüler Heinz Hartmann

(1939) hat später die Vorgänge der intentionalen Beziehung in den Bereich der "konfliktfreien Ich-Sphäre" eingeordnet.

Aber wir finden in Freuds früheren Vorstellungen von der Ätiologie der Neurosen und der Rolle der Sexualität, die diese bei der Entstehung der Neurosen spielte, einen Gedankengang wieder, der nach meiner Einschätzung mit bestimmten Vorstellungen von Brentano nahe verwandt ist, nämlich mit der Konzeption, daß eine intentionale Beziehung im wesentlichen zu den "Erleidungen" gehörte. Und dies vor allem in dem Sinn, daß der Mensch durch ein "primäres Objekt" von außen nicht nur zum Vorstellen und Urteilen, sondern auch zum Empfinden, Begehren, Lieben oder Hassen *bewegt werde*.

Diese Vorstellung vom Bewegtwerden durch ein primäres Objekt hat nach meiner Meinung sehr viel mit der sog. "Verführungstheorie" Freuds zu tun, die er in seinem Vortrag "Zur Ätiologie der Hysterie" im Jahre 1896 erstmalig vor der Wiener Psychiatrischen Gesellschaft vortrug. Freud führte aus, daß nach seinen Beobachtungen vor allem die in sehr früheren Kindheitsjahren *erlittene* sexuelle Verführung Ursache für die sich später ergebende pathologische sexuelle Entwicklung sei und daß ohne eine solche *erlittene* Verführung auch keine neurotische Entwicklung zu erwarten wäre.

Wir alle wissen heute, daß Freud seine Verführungstheorie etwa 20 Jahre später zurückgenommen hat. Wir müssen allerdings feststellen, daß dies zunächst nur in einem seinerzeit recht wenig gelesenen Artikel geschehen ist und daß die Rücknahme auch nur halbherzig geschah. Bei genauerem Hinsehen muß man vermuten, daß Freud vielleicht sogar doch an dieser Theorie festgehalten hat, denn er schrieb immerhin noch in der letzten Auflage seiner gesammelten Werke in seiner Arbeit "Drei Abhandlungen zur Sexualtheorie":

"Voran steht der Einfluß der *Verführung*, die das Kind vorzeitig als Sexualobjekt behandelt und es unter eindrucksvollen Umständen die Befriedigung von den Genitalzonen kennen lehrt, welche sich onanistisch zu erneuern es dann meist gezwungen bleibt. Solche Beeinflussung kann von Erwachsenen oder anderen Kindern ausgehen. Ich kann nicht zugestehen, daß ich in meiner Abhandlung 1896 "über die Ätiologie der Hysterie" die Häufigkeit oder die Bedeutung derselben überschätzt habe, wenngleich ich damals noch nicht wußte, das normalgebliebene Individuen in ihren Kinderjahren die nämlichen Erlebnisse gehabt haben können, und darum die Verführung höher wertete als die in der sexuellen Konstitution und Entwicklung gegebenen Faktoren".

Freud schreibt zwar weiter:

"Es ist selbstverständlich, daß es der Verführung nicht bedarf, um das Sexualleben des Kindes zu erwecken, daß solche Erweckung auch spontan aus inneren Ursachen vor sich gehen kann".

Dann heißt es aber doch:

"Es ist lehrreich, daß das Kind unter dem *Einfluß der Verführung* polymorph pervers werden, zu
allen möglichen Überschreitungen verleitet werden kann. Dies zeigt, daß es die Eignung dazu
in seiner Anlage mitbringt".

Wir haben also guten Grund, die Tatsache zu beachten, daß für Brentano die
intentionale Beziehung durch passiv erlittene Reizaufnahme in Bewegung gesetzt wird und daß für Freud die passiv erlittene zu frühe sexuelle Verführung
Jahrzehnte hindurch zum Kernstück seiner Neurosenlehre wurde. Die bedingte
Rücknahme dieses Konzeptes und die sich später ergebenden Hinzufügungen
ändern daran wenig. Jedenfalls dürfen wir festhalten, daß bei Brentano eher
die Vorstellung beherrschend war, das Subjekt sei passiv jenen Reizen ausgesetzt, die von dem "primären Objekt" ausgingen und daß Freuds Vorstellung
von der erlittenen Verführung sehr deutlich in diese Gedankengänge hinein-
paßt.

Zugleich fällt auf, daß Brentanos Begriff vom "primären Objekt" bis heute in
der psychoanalytischen Terminologie erhalten geblieben ist und daß auch das
unschöne psychoanalytische Wort von der "Objektbeziehung" - das eigentlich
individuelle zwischenmenschliche Beziehungen bezeichnen will - die alte scho-
lastische - oder neoscholastische Nomenklatur weiterleben läßt.

Weiterhin dürfen wir also festhalten, daß Husserls Behauptung, daß die Intentionalität als ein *Modus aktueller Zuwendung* aufgefaßt werden müßte, also
ein "Akt" des sich "Richtens auf", von wesentlichem Einfluß auf Schultz-Hen-
ckes Vorstellungen gewesen ist (1927):

Schultz-Hencke faßte die "Intentionalität" eindeutig im Sinne von Husserl als
ein "primär gerichtetes Antriebsgeschehen" auf. Wobei ich betonen möchte,
daß auch Schultz-Hencke die Intentionalität keineswegs als einen reinen wahr-
nehmenden Vorgang auffaßte, der im Rahmen der Wahrnehmungspsychologie
genauer erforscht werden müßte. Er beschrieb die aktive intentionale Erobe-
rung der Welt durch das kleine Kind eindeutig als einen Vorgang, der (ganz im
kartesianischen Sinn) von Fühlen, Begehren, Lieben, Fürchten oder Hassen
begleitet ist oder begleitet sein kann. Und in diesem Sinne wurde von ihm das
Konzept der Intentionalität in die psychoanalytische Entwicklungslehre eingeführt. Nach Schultz-Hencke konnten diese primär gerichteten intentionalen
Akte durch Vorgänge der Beunruhigung, Ängstigung oder harten Drosselung
zu spezifischen neurotischen Verformungen der persönlichen individuellen Beziehung zur Welt führen. Die Folgezustände dieser Schädigungen seien später-
hin ein Gefühls- und Orientierungsmangel im zwischenmenschlichen Bereich
ebenso wie im Bereich der Sach- und Denkvorstellungen.

In diesem Sinne ist also die Beschreibung intentionaler Schädigungen im Rahmen der Entwicklungspsychologie ein wichtiges Element dessen, was wir heute unter dem Schlagwort "Beziehungspsychologie" oder sogar "Beziehungsmedizin" diskutieren. Sind es doch gerade diese intentionalen Schädigungen, die zu der so viel diskutierten narzißtischen Persönlichkeit führen oder dem sog. schizoiden Charakter. Auf diese Besonderheiten der intentionalen Schädigungen will ich aber erst etwas später bei der Diskussion des Begriffs Empathie eingehen. Vorerst halte ich es für angezeigt, zur Abrundung meiner Ausführungen noch einen Hinweis zum gegenwärtigen Stand unserer Beobachtungen und Beschreibungen hinsichtlich der Beziehung eines Menschen zu seiner Umwelt anzufügen und dabei zu erörtern, warum der Begriff der Intentionalität geeignet ist, eine Brücke von der Psychoanalyse zur Verhaltenstherapie zu schlagen:

Das ursprüngliche Konzept von Brentano, daß die intentionale Beziehung mehr im Sinne einer passiven Reizaufnahme zu verstehen sei, hat sich hinsichtlich des Anteils an wahrnehmungspsychologischen Elementen vor allem unter dem Einfluß der Gestaltpsychologie stark zurückentwickelt. Wie Bischof (1966) zum Konzept der Intentionalität ausführte, ergäbe der Gedanke, daß sich das Subjekt "primär einem chaotischen Aggregat von Empfindungen gegenüber sähe, in das es zunächst durch Akte gedanklicher Verarbeitung eingreifen müsse", ein Konzept der Intentionalität, das aus "Produktion einerseits und Kognition andererseits" zusammengesetzt wäre. Bei jeder erkenntnisreichen Auseinandersetzung mit dem Inhalt dieses Konzeptes würde sofort sichtbar, daß es in die beiden Komponenten der schöpferisch gestaltenden Erfassung von Objekten (Gestaltpsychologie) und der reinen Kognition auseinanderfalle.

Glücklicherweise ergab es sich im Verlauf der wissenschaftlichen Entwicklung, daß der ursprünglich als Mischkonzept anzusehende Begriff der Intentionalität allmählich in bezug auf seinen kognitiven Anteil der dringend notwendigen beschreibenden Differenzierung unterlag:

Bekanntlich haben wir in der Verhaltenspsychologie inzwischen die berühmte "kognitive Wende", die der anfänglich rein zählenden und messenden Verhaltensbeobachtung das erlebende kognitive Element hinzugefügt hat. Heutzutage ist eine Verhaltenstherapie ohne dieses kognitive Element fast nicht mehr denkbar. Aber bei diesem Übergang von dem scholastischen Mischkonzept dessen, was eine intentionale Beziehung sein sollte zur kognitiven Psychologie wurde schließlich - sehr mit Recht - der Akzent stark auf das aktiv wahrnehmende erkennende Subjekt gelegt. Und so ergab es sich zwangsläufig, daß wir heute mit dem Begriff der kognitiven Vorgänge sehr rasch vorrangig *informationsverarbeitende Prozesse* im Sinne haben und weniger an jenen Anteil der intentionalen Beziehung denken, die das Empfindende, Fühlende, Liebende, Hassende, Wertende betreffen, der noch im ursprünglichen Begriff der intentionalen Beziehung enthalten gewesen ist.

Diese Entwicklung ist gewiß kein Fehler. Aber für die Psychotherapie und die Psychoanalyse geht bei einer solchen Begriffsbestimmung jener Aspekt verloren, der den *Gefühlsanteil* in der Beziehung zur Welt zum Gegenstand hat, jener Gefühlsanteil, der eigentlich das Wesen einer "Beziehungsmedizin" ausmacht und der auch jenen Erlebnisanteil enthält, den wir heute unter dem Oberbegriff der "*Empathie*" beobachten und beschreiben.

Und obgleich ich es für denkbar halte, daß wir den Begriff der Intentionalität allmählich aus unserem psychoanalytischen Vokabular verlieren, möchte ich zum Abschluß meines Beitrages auf diese Vorgänge der Empathie eingehen, ohne deren Beachtung wir uns eigentlich heute eine wirklich hilfreiche psychotherapeutische Behandlung nicht mehr vorstellen können.

Freilich hat auch der Begriff der Empathie in der Psychologie manchen Bedeutungswandel erfahren und so ist man sich auch in Anbetracht unterschiedlicher Definitionen noch nicht ganz einig darüber, wann bei einem Kleinkind Empfindungen auftreten können, die wir Empathie nennen würden und unter welchen Umständen diese Gefühlsfähigkeiten neurotisch geschädigt werden könnten.

Bei aller Vielfalt der Definitionen einigte man sich aber doch wohl i.allg. dahingehend, daß bei der Empathie ein seelischer Vorgang im Spiel ist, der es dem Individuum erlaubt, die emotionale Verfassung eines anderen *zu erkennen* und *zugleich* an dieser fremden emotionalen Verfassung *teilzunehmen*. So finden wir in der zugehörigen Literatur neuerdings die Feststellung, daß die "Empathie" sowohl beim Kind wie beim Erwachsenen zwei Voraussetzungen hat, nämlich eine kognitive und eine affektive Komponente. Es handele sich bei der Empathie sowohl bei Kindern wie bei Erwachsenen einmal darum, daß die affektiven Zustände anderer richtig erkannt und benannt werden könnten. Darüber hinaus aber um die Fähigkeit, die erlebnishafte Perspektive des anderen *zu übernehmen* und schließlich auch um die emotionale Fähigkeit des Kindes oder Erwachsenen das beobachtete Gefühl des anderen *teilen* zu können. Diese letztere Fähigkeit ist es im Grunde, die wir im allgemeinen fachlichen Sprachgebrauch Empathie zu nennen gewöhnt sind. Es ist jene Fähigkeit, die in einem kleinen Kind - das wir heute das prosoziale Kleinkind nennen würden - jene helfenden und tröstenden Handlungen einer geliebten Person gegenüber anregt, die wir bei direkten Beobachtungen an Kindern so rührend finden.

Es ist gewiß kein Zweifel, daß Menschen sich - sei es angeboren, sei es erworben - in bezug auf die Fähigkeit, die Gefühle anderer kognitiv zu erfassen, zu benennen und schließlich auch emotional zu teilen sehr voneinander unterscheiden können. Es bleibt aber wichtig, festzuhalten, daß diese Fähigkeit zur Empathie in dem ursprünglichen Begriff, den Schultz-Hencke mit dem Konzept der Intentionalität in die Psychoanalyse einführte, *noch mit enthalten war*. Intentionale Abschaltungen - Schädigungen der gefühlshaften Zuwendung zur Welt, die ein kleines Kind erleidet - bedeuten häufig genug zugleich einen Verlust der empathischen Fähigkeit. Die Beschreibung dieser möglichen Verluste und Schädigungen, die neu in die psychoanalytische Entwicklungslehre eingeführt wurde, ging seinerzeit weit über die ursprünglichen psychoanalytischen Vorstellungen von neurotischer Gehemmtheit im zwischenmenschlichen Bereich hinaus. Für Freud war noch bis in seine letzten Veröffentlichungen hinein Zärtlichkeit nichts anderes als "zielgehemmte Sexualität". Weder der Wunsch, Zärtlichkeiten zu empfangen, noch der Wunsch, Zärtlichkeit zu geben, wurden von ihm gesondert beschrieben. Lediglich aggressive Triebimpulse waren von ihm in seine Neurosenlehre neu aufgenommen worden. Aber die Entwicklung bzw. Schädigung kognitiver Fähigkeiten einschließlich der Fähigkeit zu verstehender Einfühlung und Mitgefühl (Empathie) blieb in der ursprünglichen (orthodoxen) psychoanalytischen Entwicklungspsychologie mehr oder weniger unbeachtet. Dabei sind es gerade diese spezifischen Vorgänge, in deren Folge die Fähigkeit zur Empathie geschädigt wird und die die narzißtische (oder schizoide) Persönlichkeit hervorbringen. Jenen Menschentyp, der nicht in der Lage ist, die Erlebnissituation eines anderen zu erfassen, zu verstehen und miteinander zu teilen.

Die Fähigkeit des Kleinkindes zur Empathie, die sich schon früh in helfenden und tröstenden Bereitschaften bekundet, wenn eine wichtige und geliebte Person in seiner Umgebung Anzeichen von Trauer und Verzweiflung erkennen läßt, wurden in der frühen Psychoanalyse kaum verstanden und in dem Konzept vom "ödipalen Dreieck" weitgehend vernachlässigt.

Ich gebe hierzu ein kurzes Beispiel: Eine Mutter hat einen schweren Verlust erlitten und weint heftig und lange. Ihr kleiner 6jähriger Sohn umarmt die Mutter und versucht, sie mit Worten, Streicheln und Liebkosungen zu trösten. Die Mutter weint weiter. Eine Freundin der Mutter kommt hinzu, versucht ihrerseits die Mutter zu trösten, was nach einiger Zeit gelingt. Der kleine Junge geht mit großer Enttäuschung und zugleich zornig auf die Besucherin zu und sagt erregt: "Mutti hat geweint und geweint und ich habe getan was ich konnte, um sie zu trösten und sie hat weiter geheult und dann kommst du und sie weint nicht mehr. Das finde ich gemein".

Es wäre sicherlich verfehlt, wenn man eine solche kindliche Reaktion als Ausdruck ödipaler Wünsche und "zielgehemmter Sexualität" verstehen wollte, man würde damit nur die Vielgestaltigkeit menschlicher und kindlicher Reaktionen gewaltsam simplifizieren.

Schließlich gibt es viele kindertherapeutische Beobachtungen, die einen lehren, daß die Zurückweisung eines kleinen Kindes, wenn es trösten oder helfen will, diese Bereitschaften lahmlegen. Noch früher aber kann es geschehen, daß das Kind selbst nicht solche tröstenden und helfenden Bereitschaften bei Mutter oder Vater erfährt und dieser liebende, helfende, tröstende Anteil einer Beziehung - genauer - einer intentionalen Beziehung, nicht Rechnung getragen wird.

Es ist aber leicht zu sehen, daß sich aus so verschiedenartigen Beobachtungen zur kindlichen Entwicklungspsychologie äußerst einschneidende Unterschiede für die psychoanalytische Therapie ergeben:

Für Freud war und blieb es ein Ziel, mit Hilfe möglichst weitreichender Rückerinnerung in die frühe Kindheit teils auf kathartischem Wege - teils durch verbesserte Einsicht in die erlittenen sexuellen Traumen und Behinderungen - die Heilung herbeizuführen. Das Konzept von der Schädigung intentionaler Bedürfnisse, wie ich sie soeben dargelegt habe und die Beachtung geschädigter empathischer Möglichkeiten beim Erwachsenen führt zu gänzlich anderen therapeutischen Verhaltensweisen. Insofern erscheint es mir heute noch wichtig und äußerst bedeutungsvoll, daß eine psychoanalytische Entwicklungslehre jene Erweiterung ihrer Konzepte, die in der Mitte der 20er Jahre dieses Jahrhunderts erfolgt ist, weiterhin im Sinn behält und differenziert. Zwar werden wir heute gewiß nicht mehr ohne weiteres und ohne Einschränkung oder ohne genaue Erläuterungen von intentionalen Beziehungen sprechen, wenn wir mit diesem Wort ein so außerordentlich komplexes Geschehen beschreiben wollen, wie es die frühen Scholastiker, wie Brentano, Husserl oder auch Schultz-Hencke im Sinn hatten. Andererseits möchte ich die Behauptung wagen, daß eine beharrliche Verleugnung dieser Konzeption im Bereich der Psychoanalyse zu einer sterilen Verarmung unseres Wissens um das neurotisch erkrankte Kind führen würde und damit natürlich auch zu der zugehörigen Verarmung der therapeutischen Prozesse.

Literatur

Bischof N (1966) Erkenntnistheoretische Grundlagen der Wahrnehmungspsychologie. In: Metzger W (Hrsg) Handbuch der Psychologie, Bd 1/1, Hogrefe, Göttingen
Brentano F (1874) Psychologie vom empirischen Standpunkt. Engelmann, Leipzig

Dührssen A (1953) Psychogene Erkrankungen bei Kindern und Jugendlichen. Verlag Med. Psychologie, Göttingen

Dührssen A (1985) Die "Kognitive Wende" in der Verhaltenstherapie - Eine Brücke zur Psychoanalyse? Nervenarzt 56: 479-484

Freud S (1896) Zur Ätiologie der Hysterie, Gesammelte Werke, Bd 1. Imago, London

Freud S (1905) Drei Abhandlungen zur Sexualtheorie, Gesammelte Werke, Bd 5. Imago, London

Hartmann H (1970) Ich-Psychologie und Anpassungsprobleme. Klett, Stuttgart

Hau TF (1965) Ich-Organisation und Struktur des Erlebens. Z Psychosom Med 11: 119-128

Husserl E (1980) Logische Untersuchungen, Bd 2. Niemeyer, Tübingen (unveränderter Nachdruck 2. Aufl 1913)

Husserl E (1980) Ideen zu einer reinen Phänomenologie und phänomenologischen Philosophie. Niemeyer, Tübingen (unveränderter Nachdruck 2. Aufl 1922)

Kastil A (1951) Die Philosophie Franz Brentanos. Bergland-Buch, Salzburg

Queckelberghe R van (1979) Systematik der Psychotherapie und kognitiv-psychologische Grundlegung psychologischer Therapien. Urban & Schwarzenberg, München

Schultz-Hencke H (1927) Einführung in die Psychoanalyse. G. Fischer, Jena (unveränderter Nachdruck Vandenhoeck & Ruprecht, Göttingen 1972)

Schultz-Hencke H (1951) Lehrbuch der analytischen Psychotherapie. Thieme, Stuttgart

Wundt W (1911) Physiologische Psychologie, Bd 3. Engelmann, Leipzig

Die verändernde Kraft
der phantasierten Wirklichkeit. Ein Beitrag
zur analytischen Kinderpsychotherapie

H. Fahrig

Die Wirklichkeit, das wissen wir alle, läßt sich nicht objektivieren. Sie ist für jeden von uns eine etwas andere. Die phantasierte Wirklichkeit leistet schon im gewöhnlichen Alltag einen bedeutenden Beitrag zu unserer seelischen Ökonomie, vor allem im Bereich der narzißtischen Regulation. Wir können unser Selbstwertgefühl, wird es in Frage gestellt, kurzfristig durch Selbsttäuschung stabilisieren, indem wir die Wirklichkeit zu Gunsten unserer Selbsteinschätzung verkennen oder umdeuten.

Ein Kind hat noch die Fähigkeit, sich zeitweise im Spiel eine Wirklichkeit zu phantasieren, die ihm Konfliktlösungen gestattet. So benützte ein Mädchen vom 7. bis zum 12. Lebensjahr eine Bärenfamilie, die in einer mittelgroßen Kiste, der Bärenwohnung, untergebracht war, zur Bewältigung des Konfliktes der immer wieder mal abwesenden Mutter. Indem es das kleine Bärenjunge tröstete und der Wiederkehr der Mutter versicherte, tröstete und beruhigte es sich selbst. Kamen Nachbarskinder zum Spielen, wurde die Kiste verschlossen. Das Mädchen hätte es als beschämend empfunden, wenn man es selbst und seine individuelle Form der Konfliktlösung mit der Bärenfamilie in Verbindung gebracht hätte.

Die psychotherapeutische Behandlung bei Kindern unterscheidet sich nicht grundsätzlich von dieser Form der aktuellen Bewältigung eines Realkonfliktes. Der Unterschied besteht vor allem darin, daß beim kranken Kind zahlreiche Konflikte nacheinander erst an die Oberfläche gelangen müssen, um der Wahrnehmung zugänglich zu werden.

Hierzu stellen sich drei Fragen: Welches psychotherapeutische Setting bringt die Konflikte an die Oberfläche ? In welcher Form werden sie dargestellt ? Wie geschieht der Heilungsprozeß ?

Das therapeutische Setting besteht im Freiraum eines ansprechenden Spielzimmers mit Materialien, die kreatives Gestalten fördern. Dazu gehört ein geistiges Klima, das angstmindernd ist und negative Wertungen des Dargestellten vermeidet. Die Konflikte werden dargestellt in Handlungen, die von Affekten begleitet sind. Auf einen einfachen Nenner gebracht: Der unbewußte

Konflikt muß zunächst wieder gestaltend erlebt und dann, anders als bisher, vom Therapeuten akzeptiert werden. Die neue Erfahrung muß vom Kind verarbeitet und im realen Leben eingeübt werden. Dazu sind oft mehrere Wiederholungen notwendig.

Wir kommen nun zur Darlegung unseres therapeutischen Konzepts und anschließend zu Beispielen, die zeigen sollen, wie das Kind seine Krankheit darstellt und auf welche Weise sie gebessert wird. Wir haben in Heidelberg eine ganz auf das Kind zugeschnittene kinderpsychotherapeutische Technik entwikkelt, die an die Tradition von Zulliger (1951)und Dührssen (1963) anknüpft. Ich werde versuchen, einen Teilbereich davon, die Behandlung auf analogen Ebenen, anschaulich zu machen und theoretisch zu begründen.

Therapiekinder wählen von selbst unterschiedliche Ebenen aus, auf denen sie ihre Konflikte anbieten. Wir nennen sie *analoge Ebenen*: Auf diesen Ebenen phantasieren sie sich ihre Wirklichkeit. Die heilende Kraft der phantasierten Wirklichkeit bezieht sich auf diese analogen Ebenen. Die einzelnen analogen Ebenen sind unterschiedlich weit von der reflektierenden Bewußtheit des Kindes entfernt. Jede dieser Ebenen garantiert dem Kind eine andere, sichere Entfernung von der reflektierten Bewußtheit: das, was ich darstelle, betrifft eigentlich mich.

Die Ebene der Übertragung auf den Therapeuten

Kinder, die ihre realen Eltern meist noch zuhause oder unten im Wartezimmer sitzen haben, übertragen ihre pathologischen Beziehungsmuster nicht so vollständig wie Erwachsene. Dennoch verhalten sich die meisten dem Therapeuten gegenüber zunächst sehr ähnlich wie gegenüber ihren Eltern. Wir vermeiden jedoch, Übertragungsdeutungen zu geben, weil wir die Erfahrung gemacht haben, daß sich Kinder entschieden gegen solche Deutungen wehren.

Wir deuten die Übertragung in der Regel nicht. Wir reagieren auf sie mit einer abwartenden Haltung, die dem Verhalten der Eltern des Kindes nicht entspricht. Wie die Eltern reagieren, wissen wir entweder von den Eltern selbst, oder wir diagnostizieren es aus unserer spontanen Gegenübertragung auf das Übertragungsverhalten des Kindes. Unser Anders-Reagieren ist eine paradoxe Antwort auf die Übertragung des Kindes. Sie entspricht dem Schweigen des Analytikers in der Psychoanalyse und seiner Hintanhaltung spontaner Reaktionen auf die Übertragung des Patienten.

Diese paradoxe Reaktion ist für den Therapeuten oft schwer durchzuhalten , weil das Kind sein pathologisches Beziehungsmuster gewöhnt ist und immer wieder anbietet. Dennoch führt diese korrigierende Realerfahrung am Therapeuten, wie auch in der Erwachsenenpsychoanalyse, zu einer teilweisen Korrektur der Beziehung im Sinne eines Lernvorganges. Wenn es dem Therapeuten nun gelingt, das Interesse des Kindes auf die analogen Ebenen zu lenken, wird das Kind seine Übertragung auf dieser Ebene einbringen. Das ist unser Ziel.

Wenn eine Übertragung zum Widerstand wird, der zum Abbrechen der Behandlung führen könnte, besprechen wir die Übertragungssituation mit Kind und Eltern gemeinsam. Bei einem wild agierenden Kind, das uns angreift, helfen weder Deutungen noch eine abwartende Haltung. Hier muß der Therapeut entschlossen handeln, das Kind festhalten oder pädagogisch eingrenzen.

Wir lenken das Kind also in der Regel ab von der Übertragung auf uns Therapeuten, lenken es hin zur Übertragung auf Figuren seiner Spielhandlungen.

Diese Vorgehensweise steht im Gegensatz zur therapeutischen Methode von Melanie Klein (1979) und Anna Freud (1980). Beide beziehen sich auf die Libidotheorie und die, in diesem Kontext verstandenen Objektbeziehungen. Beide legen besonderen Wert darauf, Konflikte auf der realen Ebene zwischen Therapeut und Kind zu deuten, wenden also die Technik der Erwachsenen-Analyse auch auf das Kind an.

Wir halten zum einen die Libidotheorie Freuds für nicht geeignet, die kindliche Erlebniswelt und die Objektbeziehungen des Kindes wirklichkeitsgetreu abzubilden, zum anderen sind wir zu der Auffassung gelangt, daß das Deuten auf der realen Ebene die kindliche Psyche in der Regel überfordert.

Das durchschnittliche, durch seine Neurose labilisierte Kind bis zum 12. Lebensjahr, ist psychisch nicht reif und nicht robust genug, Übertragungs- und Widerstandsdeutungen zu ertragen. Es empfindet sie ganz offensichtlich als Demütigung durch Offenlegung seiner Schwächen, als eine Kränkung seines Selbstwertgefühls.

Die sog. therapeutische Ich-Spaltung, eine kognitive Leistung des operationalen Denkens, ist dem Kind noch nicht möglich. Dieser nur scheinbare Nachteil wird ausgeglichen durch die Fähigkeit des Kindes, seine Konflikte auf den analogen Ebenen anschaulich und symbolisch darzustellen. Das Kind bis zu seinem 12. Lebensjahr denkt nämlich noch nicht operational wie Erwachsene, sondern anschaulich und symbolisch, worauf vor allem Piaget (1969) hingewiesen hat. Deswegen sind Konfliktdarstellungen auf den analogen Ebenen die dem kindlichen Denken am besten entsprechende Form. Was also beim Erwachsenen die freie Assoziation leistet, leistet beim Kind die frei assoziierte Spielhandlung.

Dies ist die phantasierte Wirklichkeit der erfundenen Akteure, die nicht die Kinder selbst sind, nicht deren Beziehungspersonen und auch nicht der Therapeut, aber deren bunte Stellvertreter. Es ist die Ebene, auf der die Kasperlepuppen, die Hexen, Zauberer und Prinzessinnen auftreten, Indianer und Cowboys. Es können aber auch die personifizierte Sonne und der Mond sein, die Tiere des Meeres, die Märchenfiguren, aber auch gänzlich neu erfundene Gestalten, die vordem noch niemand zu sehen bekam.

Die symbolische Ebene

Auf diese geheimnisvolle Weise lernen wir z.B. den Oberarsch kennen, der mit einer stark rußenden Lokomotive von Pisshausen über Kackburg mit der Eisenbahn nach Brunzwick fährt, um dort alles in die Luft zu sprengen mit seinem analen Potential aufgestauter Wut (Vierhaus 1988).

Die Fähigkeit des Kindes, seine Konflikte in Handlungen darzustellen, hat auch für den Therapeuten etwas Mitreißendes, Erfrischendes und vor allem Überraschendes. Wir verstehen die Aktionen der Kinder häufig nicht sofort, sondern erst nachträglich, wenn das Ziel der Handlungen deutlich genug geworden ist.

Wir haben uns deshalb angewöhnt, alle Handlungen des Kindes, die Ausdruck seiner gestaltenden Phantasie sind, vorbehaltlos zu unterstützen, oder den Vollzug symbolischer Handlungen zunächst unverstanden hinzunehmen. In der Regel können wir uns der Führung durch das Unbewußte des Kindes getrost überlassen. Dies gilt nur eingeschränkt für Kinder mit strukturellen Störungen ihres Ichs, das in der Therapie einer stützenden Strukturierung bedarf. So kann es notwendig sein, daß ich mich von einem ängstlichen Jungen, der sich der Willkür und Übermacht seiner Eltern ohnmächtig ausgeliefert sah, innerhalb einer Therapiestunde etwa 30mal symbolisch erschießen lasse. Nach jedem Schuß sacke ich hilflos zusammen und werde von dem Jungen mit den Worten: "Jetzt bist Du wieder ein anderer", erneut zum Leben erweckt.

Die Ebene der Darstellung durch Tiere

Ein in früher Kindheit von der Mutter bei Unartigkeit jeweils kalt abgebrauster oder anderweitig geängstigter Junge, stellt seine bösen Introjekte als böse Meerestiere dar, die um das Boot kreisen, in welchem er mit der Therapeutin sitzt (Weber 1981). Der Sägefisch sägt den Fuß der Insel ab, auf dem massenhaft wilde Tiere sitzen, bis sie im Meer versinken. Andere Tiere, die neben dem Boot schwimmen und es umzustürzen drohen, kann der Junge schließlich zähmen und vor sein Boot spannen, das sie nun ziehen müssen. Auf diese Weise integriert er die gezähmten bösen Introjekte, nachdem er sie sichtbar gemacht, erlebt und benannt hat in sein Ich. Erst dann setzt er sich mit der Therapeutin in ein Zelt, das von geheimnisvollen Schläuchen ausgekleidet ist, aus welchen Milch und Nutella fließen, lauter gute Sachen im Überfluß, eine gut funktionierende Plazenta vielleicht, die dem unerwünschten Kind nun bereitwillig gibt, was es offenbar vermißt hat.

Wenn wir in der Psychotherapie überhaupt etwas Sicheres aussagen können über Entbehrungen und Konflikte eines Kindes während seiner Frühkindheit, dann im Verlauf solcher Darstellungen, die vom Kind in geradezu unheimlicher Präzision zu seiner eigenen Gesundung inszeniert werden.

Das theoretische Spekulieren über die sog. frühe Störung, die heutzutage fast jedermann attestiert wird, ist eine sehr fragwürdige Rekonstruktion der Vergangenheit.

Es sollte als verbindlich gelten, daß ein direkter Rückschluß von der objektiven Biographie auf ein inneres Erleben des Patienten nur sehr bedingt möglich ist. Es kann für den Patienten schädlich sein, wenn er sich mit den falschen psychodynamischen Spekulationen seines Therapeuten identifiziert, ganz zu schweigen von negativen Gegenübertragungen des Therapeuten auf die Eltern, die das ganze frühe Unheil angeblich angerichtet haben sollen.

Woran erkennen wir die Gesundung? Zum einen am Verlauf des therapeutischen Prozesses selbst, an der Veränderung seiner Inhalte: Im zuletzt referierten Behandlungsfall befanden sich Therapeutin und Kind immerhin 30 Stunden gemeinsam im Boot auf dem Meer. Keine Stunde glich der anderen. Am Fortgang der Handlung ließ sich von Stunde zu Stunde verfolgen, auf welche Weise das Kind die bösen Introjekte bekämpfte, besiegte und schließlich integrieren konnte. Zum anderen können wir die Gesundung erkennen an den Veränderungen des Verhaltens im realen Leben, die vom Kind oft nicht registriert werden, die uns aber ihre Mütter mitteilen.

Die Ebene der Darstellung durch menschenähnliche Figuren

Ich will nun ein weiteres Beispiel bringen, aus welchem man ersehen kann, wie die Handlungen auf der analogen Ebene direkt affektiv auf den Patienten wirken.

Ein 6jähriger Junge, der wegen Unruhe, Störens und Aggressivität gegen fast jedermann vorgestellt wird, geht anläßlich der Zweitsicht in meinem Zimmer sofort auf die Kasperle- Figuren zu, nimmt sich das Krokodil und beißt alle Puppen. Ich sitze im Stuhl und sehe ihm zu. Als er auch mich beißt, nehme ich die Hexe und lasse sie zum Krokodil sprechen: "Ich will dich jetzt erst mal streicheln Krokodil", sage ich, und streiche mit der Hand der Hexe mehrmals über den Kopf des Krokodils. Der Junge hält das Krokodil ganz still. Ich sehe, wie er seinen Kopf schräg neigt, so als ob ihn einer am Kopf streicheln würde. Er bekommt einen weichen, hingebungsvollen Gesichtsausdruck. Er fragt mich, ob das Krokodil die Puppen nochmals beißen dürfte. Ich sage, es sollte sie nur kräftig beißen. Das tut es. Nun gibt er mir das Krokodil auf meine Hand, nimmt selbst die Hexe und streichelt das Krokodil.

In dieser diagnostischen Interaktion haben der Junge und ich auf einer analogen Ebene "Streicheleinheiten" ausgetauscht. Unsere beiden Figuren symbolisierten den bösen Jungen und die böse Mutter, die sich beide offenbar zu Hause in einem Teufelskreis gegenseitiger aggressiver Provokation und Ablehnung befinden. Ich begebe mich mit meiner Figur auf die vom Jungen angebotene Ebene. Ich tue genau das Gegenteil von dem, was die Mutter vermutlich getan hätte. Ich behandle das reaktiv böse Krokodil wie einen guten Jungen. Wie auch in anderen menschlichen Beziehungssituationen vergilt mir als Krokodil Gleiches mit Gleichem. Es ist wie eine Versöhnung zwischen zwei ewig Zerstrittenen.

Ich handle und spreche von Figur zu Figur, und während dieser Szene sage ich nichts zu dem Jungen selbst. Auch hinterher sage ich nichts zu ihm über unser Spiel.

Die Offenbarungen auf der analogen Ebene sind wie ein intimes Geheimnis, das man nicht mit der Realität des Kindes in Verbindung bringen darf. Die therapeutische Wirkung solcher Handlungsabläufe, davon habe ich mich oft überzeugen können, ist wesentlich stärker, als wenn reale Personen dasselbe vollzogen hätten. Die menschen- ähnlichen Kasperle-Figuren üben auf Kinder, wie jeder weiß, eine magische Anziehungskraft aus auf das Unbewußte, und gerade die Vermeidung des reflektierenden Bewußtwerdens dieses Vorgangs ist eine Bedingung für seine starke Wirksamkeit. Keine noch so geschickte Deutung auf der realen Ebene würde zu einem Erleben führen, wie es zwischen Krokodil und Hexe, beobachtet am Patienten, sichtbar wurde.

Zum Verständnis des therapeutischen Vorgangs

Wir konnten an diesem letzten Beispiel beobachten, wie das Kind seinen Kopf schräg legte und seinen Gesichtsausdruck veränderte, während die Hexe das Krokodil streichelte. Das Kind stellt sich nicht nur dar in den Handlungen der Figuren, die es führt, sondern es erlebt auch die an die Handlungen geknüpften Affekte unmittelbar durch Mitvollziehen. In diesem Phänomen liegt die Begründung dafür, daß der therapeutische Prozeß auf einer analogen Ebene voll wirksam ist, und nicht noch zusätzlich auf der realen Ebene gedeutet werden muß. Das mitvollzogene Erleben der phantasierten Wirklichkeit *ist* die verändernde Kraft, die zu einer neuen Wirklichkeit führt.

Die Darstellung des Konfliktes und seine Lösung auf einer analogen Ebene ist die dem kindlichen Denken angemessene und optimale Form der Bewußtmachung.

Den Vorgang der Bewußtwerdung sehen wir darin, daß unbewußtes Material auf irgendeine Weise von innen nach außen gebracht und dadurch unserer Wahrnehmung zugänglich wird. In welcher Form es wahrgenommen wird, ob als Bild, als szenische Darstellung, als agierte Handlung oder sprachlich formuliert, ist gleichgültig. Die Bewußtwerdung ist nicht identisch mit dem reflektierenden Bewußtmachen, das in Gedanken oder Worte gefaßt ist.

Das Deuten psychodynamischer Zusammenhänge und Abwehrvorgänge ist natürlich auch in der Kinderpsychotherapie nützlich, sollte aber bevorzugt auf der analogen Ebene erfolgen. Die analoge Ebene ist der Sicherheitsabstand, den das Kind braucht, um Deutungen annehmen zu können.

Von Krokodil zu Polizist, von Trapper zu Indianer, im Rollenspiel, oder über Fremdschilderungen, lassen sich Es-Deutungen, Überich-Deutungen und Übertragungsdeutungen in jeder Form geben. Sie werden vom Kind aufgenommen, angenommen und sind wirksam. Sagte man sie zum Kind selbst, hält es sich in der Regel die Ohren zu, wird ärgerlich und sagt: " Hör auf mit dem Quatschen und spiel weiter."

Nicht alle Kinder haben soviel Klugkeit, Phantasie und Kreativität, ihre Konflikte auf analogen Ebenen darzustellen. Manche Kinder sind zunächst darauf angewiesen, überhaupt einmal Anerkennung für ihre Handlungen zu bekommen. Für sie ist es schon ein Wagnis, ein Regelspiel wie "Mensch ärgere dich nicht" zu spielen. Für manche geschehen die ersten Erfolgserlebnisse über Tischtennis, über Basteln, gemeinsames Kochen. Andere regredieren noch einmal ins Säuglingsalter, wollen gewiegt werden und die Flasche bekommen. Ich kann diese Vielfalt der Erscheinungsweisen kindlicher Konfliktbewältigung heute nicht darstellen.

Ich habe das Gebiet der szenischen Darstellung auf analogen Ebenen herausgegriffen, weil es das interessanteste ist, sich am besten darstellen läßt und das spezifisch Kindliche im therapeutischen Prozeß besonders deutlich aufzeigt.

Zum Abschluß noch ein Gedanke zum Unbewußten. Im Lehrbuch der Physiologie von Keidel (1973) befindet sich eine Tabelle (S.387), aus der hervorgeht, daß der Mensch über seine Sinnesorgane: Ohr, Auge und Haut, pro Sekunde 10 Milliarden bit an Informationen aufnimmt. 100 Millionen bit gibt er durch Sprache, Allgemeinmotorik und Mimik an die Umwelt wieder ab. Ins

Bewußtsein gelangen von diesen Informationen nur 100 bit/s. Wir nehmen also in unser Bewußtsein nur den 10millionsten Teil aller Informationen auf.

Diese Zahlen sollten uns nachdenklich stimmen über die relative Bedeutung unserer bewußten Strategien als Therapeuten und die sicher überragende Bedeutung der unbewußten Einstellungen zu unseren Patienten.

Zusammenfassung

Das Kind stellt seine Konflikte, entsprechend seiner kognitiven Entwicklungsstufe, anschaulich und symbolisch in Spielhandlungen dar, die auf unterschiedlichen Ebenen liegen. Wir nennen sie, bezogen auf die reale Ebene zwischen Patient und Therapeut, analoge Ebenen. Das Kind überträgt, sofern man dies fördert, seine Konflikte und Beziehungsmuster auf diese Ebenen. Die wichtigsten Ebenen sind: das Rollenspiel (Mutter-Kind, Lehrer-Schüler), Figuren mit menschlichem Antlitz (Kasperlepuppen, Indianer, Puppen), Tiere (auch Stofftiere), Regel- und Wettspiele.

Während dieser Spielhandlungen erlebt das Kind die den Konflikt und die Konfliktlösung begleitenden Affekte durch Mitvollziehen, so als ob es selbst eine der agierenden Figuren wäre. Das Mitvollziehen des Erlebens läßt sich am Ausdrucksverhalten des Kindes unmittelbar beobachten. Das Mitvollziehen des Erlebens der phantasierten Wirklichkeit ist die verändernde Kraft, die zur Heilung führt. Das Deuten sollte bevorzugt auf der analogen Ebene erfolgen. In zahlreichen Fällen müssen frühere Versagungen zunächst ausgeglichen werden durch vorübergehend gewährte Befriedigungen.

Literatur

Dührssen A (1963) Psychotherapie bei Kindern und Jugendlichen, 2.Aufl. Verlag für medizinische Psychologie, Göttingen

Fahrig H (1973) Unterschiedliche Techniken in der Kindertherapie. Prax Kinderpsychol 22: 81-84

Fahrig H (1976) Dynamische Psychotherapie bei Kindern und Jugendlichen. Prax Kinderpsychol 25: 33-42

Fahrig H, Horn H (1990) Wirkungsweisen der Kinderpsychotherapie. In: Lang H (Hrsg) Wirkfaktoren der Psychotherapie. Springer, Berlin Heidelberg New York Tokio

Freud A (1980) Die Schriften der Anna Freud. Kindler, München

Keidel W D (1973) Kurzgefaßtes Lehrbuch der Physiologie, 3.Aufl. Thieme, Stuttgart

Klein M (1979) Die Psychoanalyse des Kindes, 2.Aufl. Kindler, München

Piaget J (1969) Das Erwachen der Intelligenz beim Kinde. Klett, Stuttgart

Vierhaus A (1988) Examensarbeit. Institut für analytische Kinder-und Jugendlichen-Psychotherapie, Heidelberg

Weber C (1981) Examensarbeit. Institut für Psychagogik, Heidelberg

Zulliger H (1951) Schwierige Kinder. Huber, Bern

Die Kindheit aus der Sicht
des erwachsenen Patienten – zur Problematik
der Geneseforschung

G. Rudolf

Kindheit aus der Sicht des Jugendpsychiaters
und des Erwachsenenpsychotherapeuten

Für den Kinder- und Jugendpsychiater bildet die Kindheit als soziale und psychische Realität seiner Patienten einen unmittelbar gegebenen Gegenstand klinischer Beobachtung und wissenschaftlicher Reflexion. Er sieht, wie das einzelne Kind, entsprechend seiner Altersstufe seine Lebenswirklichkeit gestaltet und wie es im sozialen Raum mit Eltern und Geschwister interagiert. In diesem Beobachtungsrahmen entwirft er seine Konzepte von der Entwicklung und Fehlentwicklung des kindlichen Individuums und seines sozialen Systems, und daraus wiederum leitet er seine therapeutischen Ansätze ab.

Im Gegensatz dazu ist dem Therapeuten, der erwachsene Patienten behandelt, der unmittelbar Einblicke in die Kindheit seiner Patienten verschlossen. Dennoch steht dieses Thema im Mittelpunkt seines Interesses, stützt er sich doch auf die Annahme, daß die Persönlichkeit des erwachsenen Kranken entscheidend durch seine familiengeschichtliche Erfahrung in der Kindheit geprägt und evtl. deformiert ist und daß der Vorgang der Heilung vor allem durch das Verständnis und die Durcharbeitung der Lebensgeschichte gefördert wird. Die Kindheitssituation muß in der Erwachsenenpsychotherapie also rekonstruiert werden, dazu stützt sich der Therapeut auf die unbewußten Übertragungsangebote des Patienten, auf die eigenen Gegenübertragungs-empfindungen und zum anderen auf die bewußt gegebenen Schilderungen der sozialen Realität in der Biographie. Der Kunst des Therapeuten bleibt es überlassen, beide Gesichtspunkte zu verknüpfen; den einer *inneren* Wirklichkeit des Patienten, gebildet aus subjektiven Einstellungen, Erinnerungen und Phantasien und den einer *äußeren* biographischen Wirklichkeit, die aus den sozialen Verhältnissen und nachweislichen Ereignissen der Geschichte gestaltet ist.
Ob nun freilich die rekonstruierte Kindheit, wie sie sich dem Psychotherapeuten zeigt und die unmittelbar beobachtete Kindheit, wie sie der

Kindertherapeut erfährt, wirklich vergleichbar sind, muß offen bleiben. Psychoanalytische Versuche der Vermittlung liegen mit Ausnahme der Mahlerschen Untersuchungen lange zurück (Spitz 1957; Bowlby (1953); A. Freud 1968). Sie alle kennen die aktuelle Kontroverse um die Frage "Stellt die Kindheit die Weichen ?" Zum einen gibt es reichliche Belege für die lebenslange Auswirkung früher Belastungen. Dührssen ist in verschiedenen Untersuchungen dieser Frage nachgegangen und hat den Zusammenhang zwischen neurotischen Erkrankungen und Lebensbelastungen in der Kindheit empirisch nachgewiesen (1981, S. 83 u. 84). Dadurch angeregt hat Lieberz (1990) eine umfangreiche vergleichende Untersuchung an Patienten und gesunden Personen vorgenommen und dabei das auffällige Kindheitserleben der neurotisch Erkrankten nachgewiesen. Auch in der epidemiologischen Studie Schepanks (1987) konnte die höhere frühkindliche Belastung der neurotisch Erkrankten gezeigt werden. In diesem Zusammenhang hat Tress (1987) den Einfluß von protektiven Faktoren herausgehoben, die u.U. geeignet sind, gegebene Belastungen auszugleichen und dadurch den Ausbruch einer Erkrankung zu verhindern.

Auf der Gegenseite stehen Untersuchungen wie jene von Ernst u. von Luckner (1985), die den Zusammenhang zwischen Kindheitsbelastungen und neurotischer Erkrankung prinzipiell in Frage stellen.

In unseren eigenen Studien der letzten Jahre haben wir in den diagnostischen Erstgesprächen großen Wert auf die sorgfältige Erhebung und Dokumentation der biographischen Situation gelegt. Ergebnisse aus diesen Untersuchungen werde ich später aufgreifen.

Zunächst will ich untersuchen, wie der erwachsene Patient - als betroffener Laie - und sein Psychotherapeut - als theoriegeleiteter Experte - ihren Blick auf die Kindheit des Patienten richten und zu welchen Ergebnissen sie dabei gelangen. Insbesondere soll der Frage nachgegangen werden, ob es wissenschaftlich möglich ist, die aktuelle Erkrankung des erwachsenen Patienten und seine Kindheitserfahrungen in Beziehung zu setzen

Was bedeutet der "Blick in die Geschichte"?

Lassen Sie mich vorab einige Bemerkungen zu dem Thema "Blick in die Geschichte" machen. Historische Rückblicke, sei es, daß sie die Geschichte von Personen ins Auge fassen oder jene von Bauwerken, Ortschaften, Institutionen oder Völkern erfolgen nach ähnlichen Grundsätzen. Zum einen wird der Versuch unternommen, vergangene Realität zu objektivieren. Die Rekonstruktion der historischen Wirklichkeit stützt sich z.B. auf schriftliche Aufzeichnungen,

Fundamente historischer Bauwerke, Objekte der Kunst oder tradierte Rituale. Aus wenigen Grundmauern werden vollständige Ortschaften rekonstruiert, aus einigen Knochenteilen ein ganzer Homo heidelbergensis samt seinen Lebensgewohnheiten. Ein zentrales Anliegen ist es, zu verstehen, wie die Menschen zurückliegender Zeiten gelebt haben, wie ihr Denken und Befinden beschaffen war, woran sie glaubten, welche Wertvorstellungen sie hatten, mit welchen Mitteln sie welche kulturellen Leistungen erbrachten. Diese Aufzählung läßt jedoch ahnen, daß die vermeintliche Objektivierung des Vergangenen zugleich den Versuch eines einfühlenden Verstehens darstellt, einen Vorgang interpretierender Sinngebung und Ausdeutung des Gewesenen. Ferner wird das historische Verstehen und Deuten wiederum durch menschliche Subjekte vorgenommen, so daß wir fragen dürfen, welche Interessen die Interpreten des Historischen verfolgen, aus welchen Motiven heraus oder gar in wessen Auftrag sie tätig sind. Zweifel an der Objektivität werden noch größer, wenn sich der Historiker nicht allein an steinerne Zeugen der Vergangenheit, sondern an menschliche Personen wendet, die aus ihrer Erinnerung berichten. Wie vollständig und verläßlich oder wie tendenziös können ihre Erinnerungen sein?

Da mag ein Historiker motiviert sein, etwas herauszufinden oder auch nicht und erst recht kann sein Zeuge Gründe haben, manches zu erinnern und wieder anderes zu vergessen. Eine wundervolle literarische Darstellung dieses Dilemmas finden wir in Stefan Heyms Roman "König David Bericht" (1972). Er spielt in alttestamentarischer Zeit und schildert die schwierige Situation eines Historikers, der auf Geheiß König Salomons das Leben seines Vaters König David nachzeichnen soll. Der Auftrag betrifft den "einen und einzig wahren und autoritativen, historisch genauen und amtlich anerkannten Bericht über den erstaunlichen Aufstieg, das gottgefällige Leben, sowie die heroischen Taten und wunderbaren Leistungen des David ben Jesse". Zweck des Berichtes ist es, "eine Wahrheit aufzustellen und allem Widerspruch und Streit ein Ende zu setzen, allen Unglauben an die Erwählung Davids durch den Herrn zu beseitigen sowie alle Zweifel an der glorreichen Verheißung auszumerzen, welche der Herr betreffs Davids Nachkommenschaft gemacht hat."

Schon in dieser Aufgabenstellung ahnt der Leser die unlösbaren Schwierigkeiten des Historikers, die er in seinem Bemühen um die "eine Wahrheit" antreffen wird. Man sagt, Heym habe in diesem alttestamentarischen Thema eine Parabel der Geschichtsschreibung in der Stalin-Aera gegeben. Wer die letzten 40 Jahre bewußt miterlebt hat, der weiß, wie sich das geschichtliche Bild der Person Stalins radikal veränderte. Heute werden Stalins Verbrechen öffentlich angeprangert, in früheren Jahren wurde darüber geschwiegen und in Ernst Blochs Leipziger Vorlesung zur Philosophiegeschichte - in den 50er Jahren entstanden - sehen wir Stalin in die Reihe der großen Weisen der Menschheit gestellt. Bloch lobt an ihm "die Ruhe, den Überblick, die Gewißheit und das Vertrauen auf den guten Gang der Dinge, verbunden mit menschlicher Tätigkeit höchsten Grades". Die jeweils gültige geschichtliche Wahrheit über Stalin enthält viele Varianten von der Imago des gütigen Vaters bis zu der des paranoiden Tyrannen.

Das Bild der geschichtlichen Wahrheit korrespondiert also mit den jeweiligen gegenwärtigen Interessen, ja es wird geradezu zur Begründung und Rechtfertigung aktueller Standpunkte herangezogen. So wird Geschichte benutzt, um Gegenwart schlüssig zu machen. Da sich aber auch die Überzeugungen der Gegenwart dynamisch verändern und ihre Ausrichtung manchmal gerade ins Gegenteil verkehren, muß auch die vermeintlich objektive Geschichte immer wieder neue Versionen des gleichen Geschehens liefern.

Der Patient erforscht seine Lebensgeschichte

Manche mögen die Hoffnung schon aufgegeben haben, daß das eigentliche Thema, welches vom erwachsenen Patienten und seiner Kindheit handeln soll, doch noch zur Sprache kommt. Ich darf hier mit der Erfahrung beruhigen - die in der Psychoanalyse ebenso gilt wie beim Bergwandern - daß die scheinbar weitesten Umwege oft direkt zum Ziel führen. So ist es in der Tat auch hier. Die Schwierigkeiten des Historikers, der den Auftrag hat, König Salomons (oder Stalins) Leben zu rekonstruieren, ohne an den geltenden Legenden zu rütteln, gleichen in weiten Teilen der Schwierigkeit des neurotischen Patienten, der im Rahmen der Psychotherapie seine Lebensgeschichte zu erforschen sucht. Sobald er beginnt, die Geschichte seines Lebens - die zugleich die Geschichte seiner Familie und seiner sozialen Gruppe ist -, zu reflektieren, stößt er auf ganz unterschiedliche Geschichten; er findet Familienlegenden und Heiligengeschichten ebenso wie unbeweisbare Gerüchte und Horrorstories. Er erlebt, mit welcher starken Loyalität er an eine bestimmte familienoffizielle Lesart der Geschichte gebunden ist, und er spürt ebenso den Drang, diese offiziöse Version voll Enttäuschung und Protest in Frage zu stellen. So hören wir beispielsweise Patienten, die von ihren Eltern körperlich und seelisch mißhandelt wurden, in voller Familienloyalität von einer allezeit glücklichen Kindheit berichten oder wir hören andererseits Menschen, die offensichtlich sehr behütet aufgewachsen sind, sich über die Härte und Lieblosigkeit ihrer Angehörigen beklagen. Der Psychotherapeut als Historiker muß in beiden Fällen die subjektive Wahrheit aus der Sicht seines Patienten akzeptieren, auch wenn ihn die sozialen Fakten schon früh ahnen lassen, daß es noch andere Facetten der historischen Wahrheit gibt. Nun hat allerdings der Psychotherapeut nicht die

Ambition, den Detektiv zu spielen, der irgendwann im Laufe der Diagnostik oder der Therapie herausfindet, wie es wirklich war, wer in dieser undurchsichtigen Geschichte der Täter und wer das Opfer gewesen ist. Vielmehr gehört es zu den eindrucksvollen Erfahrungen des Psychotherapeuten, zu beobachten, wie sich im Laufe der Therapie das Bild der biographisch-historischen Wirklichkeit immer wieder neu und anders darstellt, je nach der Perspektive, die der Patient aus seiner momentanen inneren Verfassung heraus bevorzugt. Ich will dies an einem Therapiebeispiel in sehr verkürzter Form illustrieren. Es beschreibt vier Bilder, die ein junger Mann sich im Behandlungsverlauf von seinem Vater machte.

- *Therapiebeginn:* Der Patient als junger Akademiker sieht seinen Vater als einen stumpfen Bauern, zu dem er keinerlei Verbindung besitzt.
- *Anfangsphase:* Der mit den Frauen der Familie - Mutter und Großmutter - identifizierte Junge sieht in dem Vater/Mann ein bedrohlich-fremdartiges Wesen, das in seinen Wutanfällen Frauen und Kinder in Angst und Schrecken versetzt und sich damit zum verrückten Außenseiter macht.
- *Therapiemitte:* Der verständnisbereit gewordene junge Mann sieht die soziale Not, die sein Vater in der Herkunftsfamilie erfahren mußte; zugleich spürt er dessen verzweifeltes Bemühen, trotz mangelhafter Bildung und fehlenden Besitzes für seine Familie zu sorgen und z.B. den Sohn studieren zu lassen.
- *Therapieende:* In den kaufmännischen Anstrengungen des Vaters, aus dem kleinen Weinberg möglichst viel zu erwirtschaften, entdeckt der Patient die eigenen Berufsinteressen wieder - er hat erfolgreich Betriebswirtschaft studiert und plant, sich in der Entwicklungshilfe zu betätigen, wo es darum geht, landwirtschaftliche Betriebe in unterentwickelten Regionen zu fördern.

Diese vier historischen Bilder des Vaters zusammen mit anderen, die ich aus Zeitgründen unerwähnt lasse, spiegeln in ihrer widersprüchlichen Buntheit etwas für die Psychotherapie Charakteristisches wider. Wenn die Therapie es dem Patienten ermöglicht, flexibel zu werden und neue Standorte zu gewinnen, entsteht dort ein facettenreiches Bild der eigenen Geschichte, wo zuvor ein eher starres Schwarz-weiß-Schema existiert hatte. Die Reifung der Persönlichkeitsstruktur macht es möglich, gerade solche unauflösbar widersprüchlichen Eindrücke auszuhalten, auch wenn das schmerzhaft ist. Als die einfachere und regressive Lösung bietet es sich immer wieder an, die Welt in eindeutig gute und eindeutig negative Objekte aufzuspalten und sich dadurch diese Anstrengungen der Ambiguität zu ersparen.

Der Therapeut schaut auf die Kindheit des Patienten

Der Patient, der den Sinn seines bisherigen Lebens aus seiner Geschichte heraus zu verstehen sucht, wird, wie wir gesehen haben, mit widersprüchlichen Bildern konfrontiert. Manche waren ihm schon bekannt, andere hatte er vergessen, wieder andere tauchen gänzlich unerwartet aus seinem Unbewußten auf und bewirken heftigste emotionale Erschütterungen. Die Aufgabe des Therapeuten ist es, diesen Vorgang der Selbstthematisierung zu fördern und in Gang zu halten, die aufgefundenen Bilder als Chronist zu bewahren und nach und nach ihren unbewußt gegebenen Zusammenhang zu entschlüsseln. Dabei gewinnen die Aspekte von Übertragung und Gegenübertragung für ihn zentrale Bedeutung. Das Regelhafte, das der Therapeut wahrnimmt, formt seine Theorie der kindlichen Entwicklung. Wir wissen inzwischen, daß das so gewonnene psychoanalytische Konzept von Kindheit ein eigenes ist, das sich durch die reale Kinderbeobachtung nicht immer bestätigt und fast nie falsifiziert werden kann. Der regredierte erwachsene Patient und seine unbewußten infantilen Phantasien liefern das Material für ein theoretisches Modell von Kindlichkeit.

Das so gewonnene Bild - ich greife damit einen bereits früher verwendeten Vergleich auf - ähnelt der Vorstellung, die sich die bürgerliche Gesellschaft des 19. Jahrhunderts von der Welt der primitiven Völker machte. Heute können wir recht klar erkennen, wie wenig dieses Bild mit der Lebenswirklichkeit fremder Völker zu tun hatte. Offenbar waren es vor allem Projektionen von ungezügelter sexueller Triebhaftigkeit, von ungebremster Aggressivität oder paradisischer Oralität, welche eine bemüht zivilisierte und prüde Gesellschaft auf die "nackten Wilden" entwarf. Informationen über das hochdifferenzierte Sozialverhalten der vermeintlich Primitiven sind, wenn überhaupt, erst spät in unser Bewußtsein gedrungen.

Ein weiterer Mythos war der vom "edlen Wilden", der im harmonischen Einklang mit der Natur lebt - gemeint ist sowohl die innere menschliche Natur als auch die äußere "Mutter" - Natur. Die Parallelen zu unseren theoretischen Vorstellungen von Kindheit liegen auf der Hand: das Neugeborene, das in der fusionellen Einheit einer Mutter-Kind-Dyade aufgehoben ist; das Kleinkind als unschuldiges Triebwesen, als kleiner Wilder, der in die Welt der Erwachsenen unserer Kultur erst hineinsozialisiert werden muß.

Bekanntlich galt in Analogie zu unseren Vorstellungen von Kindheit lange Zeit die Überzeugung, die außereuropäischen Völker lebten auf einer kindlich unreifen Stufe der kulturellen Entwicklung, wobei der europäische Stand als erwachsene Reife zugrundegelegt war.

Zweifellos haben derartige Entwicklungsgesichtspunkte (reif - unreif) ihre Berechtigung, zugleich stellen sie aber auch eine Vernachlässigung des ganz Eigenen dar, das fremde Kulturen oder auch Kinder kennzeichnet. So hat es den Anschein, als verwendeten wir Konzepte von Kindlichkeit - sei es bezüglich kindlicher Individuen oder unreifer Kulturen - als Alternativmodelle für den eigenen Entwicklungszustand; dabei eröffnen sich uns unbegrenzte Möglichkeiten, eigenes Unbewußtes zu projizieren. Es ist unbestritten, daß in diesem Vorgehen große therapeutische Möglichkeiten enthalten sind, wir sollten nur reflektieren, daß wir uns dabei mehr auf eine symbolische Wirklichkeit des Patienten zubewegen als auf seine real gelebte Kindheit.

Beispiele aus der Geneseforschung

Die bisherigen Ausführungen sollen verdeutlichen, auf welche Schwierigkeiten eine empirische Geneseforschung stoßen muß. Einerseits beinhaltet die Mitteilung des Patienten motivgelenkte subjektive Ausdeutungen der eigenen Geschichte, zum anderen spiegelt sie objektivierbare soziale Fakten wider. Der Therapeut versucht beides zu nutzen, indem er im Behandlungsverlauf immer wieder die subjektive Sichtweise des Patienten und die objektiven biographischen Gegebenheiten in Beziehung setzt; gleichzeitig stützt er sich in seinem Expertenverständnis auf eine Metatheorie von Kindheit, abgeleitet aus den regressiven Phantasien Erwachsener.

Wenn jemand in diesem Feld Forschung treiben will, kann er unmöglich alle genannten Ebenen gleichzeitig berücksichtigen. Unsere eigenen Untersuchungen, angeregt durch Dührssen, basieren auf der Dokumentation von objektivierbaren sozialen Fakten und von subjektiven Einstellungen des Patienten, die jeweiligen Theorien des Therapeuten sind beiseite gelassen. Erfaßt wurden im Rahmen des diagnostischen Gespräches ca. 200 Variablen zur Genese, die sich in der Auswertung zu rund 30 Faktorskalen verdichten ließen. Wir verwenden also eine Verbindung von "harten" Biographiedaten und "weichen" Einschätzdaten des Patienten. Im folgenden will ich einige Ergebnisbeispiele geben, die mit diesem Ansatz erzielt wurden (Rudolf 1990).

In der ersten Untersuchung wurde rechnerisch ermittelt, welche Symptom- und Persönlichkeitsdimensionen mit welchen biographischen Einstellungen und Gegebenheiten zusammenhängen. Im folgenden sind fünf klinische Dimensionen mit ihrem jeweiligen biographischen Hintergrund aufgeführt.

- *Erste Befunddimension:* Neurotische Symptomatik (Angst, Depression, emotionaler Rückzug). Der verängstigte, depressive Patient macht plausibel, was ihn schon früh verunsichert hat. Er beschreibt, daß er sich als Kind gegenüber Eltern, Geschwistern und Mitmenschen ängstlich still verhalten und enttäuscht oder kränkelnd zurückgezogen hat.

- *Zweite Befunddimension:* Psychosomatische Beschwerden (Körperfunktionsstörungen und Schmerzen). Der Patient ist auf sein Körpersymptom fixiert und wirkt unterschwellig enttäuscht, vorwurfsvoll. Biographisch ist er in wirtschaftlicher Not aufgewachsen, die emotionale Bindung zu den Familienangehörigen bleibt blaß, wie überhaupt wichtige biographische Informationen fehlen.

- *Dritte Befunddimension:* Soziale Symptomatik (Suchtzüge, soziale Desintegration, Arbeitsschwierigkeiten). Diese Patienten sind ebenfalls in materieller Not aufgewachsen und haben zudem wichtige Beziehungspersonen verloren. Zugleich haben sie jedoch Techniken entwickelt, sich gegenüber Geschwistern und Mitmenschen zu wehren und durchzubeißen.

- *Vierte Befunddimension:* Neurotischer Altruismus. Der pflichtbetonte, überfürsorglich depressive Patient läßt bereits in der Kindheit Verantwortungsbewußtsein gegenüber den Schwierigkeiten seiner Eltern und der Bedürftigkeit seiner Geschwister erkennen. Zudem sind diese Patienten am stärksten mit positiven Wertvorstellungen ihrer Beziehungspersonen identifiziert (z.B. mit verantwortungsbewußten,"leistungsbetonten", künstlerisch produktiven oder religiös ernsthaften Haltungen).

- *Fünfte Befunddimension:* Narzißtische Charakterabwehr. Patienten mit diesem Typus von Charaktersymptomatik sind in ihrer Biographie durch das ausdrückliche Fehlen von materieller Not und Personenverlusten gekennzeichnet, sie haben schon früh selbstbewußte und durchsetzungsfähige Einstellungen gegenüber Geschwistern und Mitmenschen entwickelt.

Es zeigt sich also am Ergebnis des diagnostischen Erstinterviews, daß die jeweiligen klinischen Bilder biographisch schlüssig begründet werden (teils durch Fakten der sozialen Realität, teils durch psychologische Zuschreibungen des Patienten).

Mit Blick auf die im weiteren Verlauf von uns untersuchten therapeutischen Arbeitsbeziehungen zeigen die unterschiedlichen biographischen Muster verschiedene prognostische Bedeutung. Gute therapeutische Arbeitsbeziehungen entwickeln jene Patienten, die sich bereits als Kinder für Eltern und Geschwister verantwortlich gemacht und mit deren Wertvorstellungen identifiziert haben. Schwierig wird die Arbeitsbeziehung dort, wo Patienten sich von Eltern, Geschwistern und Mitmenschen geängstigt und enttäuscht fühlen und daraus Tendenzen der Vermeidung, des Rückzugs und der Resignation entstanden sind.

Während die bisherigen Beispiele Kindheitserfahrungen in gewissem Umfang zu objektivieren suchen, um dadurch den Status praesens der Neurose plausibel zu machen, weist das folgende und letzte Untersuchungsergebnis in eine andere Richtung (Grande et al. 1987). Hier konnten wir zeigen, daß das Vorliegen von deutlichen biographischen Belastungen durchaus mit positiver prognostischer Einschätzung korreliert, während umgekehrt eine blande Kindheitsbeschreibung prognostisch wenig günstig eingeschätzt wird. Offenbar ist es die *Mitteilung* der biographischen Belastung, welche auf seiten des Patienten die Bereitschaft zur Zusammenarbeit signalisiert und dem Therapeuten ein Verständnisangebot im Rahmen seines Denkmodells eröffnet. Bleibt die Familienanamnese blande, so kann das bedeuten, daß der Patient biographisch wenig belastet ist; möglicherweise ist aber auch der gemeinsame Versuch gescheitert, eine biographische Evidenz für die aktuelle Störung zu erarbeiten. Der Patient bleibt für den Therapeuten aus genetisch-dynamischer Perspektive unverständlich, woraus entweder auf verstärkte Abwehr geschlossen werden kann oder auf die Möglichkeit, daß die aktuelle Störung nicht psychogen, sondern organisch, toxisch oder endogen erklärt werden muß. In diesem Ergebnisbeispiel erscheint das Bild der Kindheit als Resultat der Patient-Therapeut-Beziehung, innerhalb derer der Patient den Therapeuten die schwierigen Seiten seiner Geschichte sehen läßt oder sie vor ihm - und möglicherweise auch vor sich selbst - verbirgt.

Schlußfolgerungen

Die Schwierigkeiten der Geneseforschung resultieren, um es abschließend zusammenzufassen, aus dem notwendigen Zusammenwirken von vier ganz verschiedenartigen Sichtweisen:

1. Kindheit hat für den erwachsenen Patienten als reale lebensgeschichtliche Epoche existiert und hat mit ihren sozialen Gegebenheiten und Belastungen den begrenzenden Rahmen für die individuelle Entwicklung des Patienten abgesteckt - eine objektivierende Sichtweise.
2. Kindheit wird aus der Sicht des erwachsenen Patienten rückblickend erschaffen und zwar subjektiv, selektiv und unbewußt motivgelenkt - ein subjektzentrierter Ansatz.
3. Kindheit spiegelt im theoretischen Konzept des Psychoanalytikers mehr das Bild regredierter Erwachsener und ihrer unbewußten Phantasien als das von real beobachtbaren Kindern - Kindheitsmodelle als Bestandteil therapeutischer Theorie.

4. Kindheit als das von Patient und Therapeut gemeinsam erarbeitete Erklärungsmodell für die gegenwärtige Situation ist Ausdruck von Mitteilung und Verständigung zwischen beiden und somit Ergebnis der therapeutischen Zusammenarbeit , wohlgemerkt in einem Setting, das Biographie zum zentralen Thema hat.

Wenn es uns in der Forschung vielleicht auch noch nicht immer gelingt, diese unterschiedlichen Ebenen in fruchtbarer Weise zu verknüpfen, so scheint es mir doch wichtig, um die Existenz der unterschiedlichen Ansätze zu wissen, auch wenn man sich einem bestimmten verschrieben hat.

Literatur

Bloch E (1985) Antike Philosophie. Leipziger Vorlesungen zur Geschichte der Philosophie 1950-1956. Suhrkamp, Frankfurt

Bowlby J (1953) Childcare and the growth of love. Penguin Books

Dührssen A (1981) Die Bedeutung der frühen Kindheit für spätere Krankheitsentwicklung. In: Jores A (Hrsg) Praktische Psychosomatik. Huber, Bern

Dührssen A (1984) Risikofaktoren für die neurotische Krankheitsentwicklung. Ein Beitrag zur psychoanalytischen Geneseforschung. Z Psychosom Med 30: 18-42

Dührssen A, Horstkotte G, Krauss M (1983) Elternverluste und ihre Bedeutung für die nachfolgenden Generationen. Z Psychosom Med 29: 103-109

Ernst C, Luckner N von (1985) Stellt die Frühkindheit die Weichen? Enke, Stuttgart

Freud A (1968) Wege und Irrwege der Kinderentwicklung. Klett, Stuttgart

Grande T, Porsch U, Rudolf G (1987) Die biographische Anamnese als Ergebnis der Therapeut-Patient-Interaktion und ihr Einfluß auf Prognose und Indikationsentscheidungen. In: Lamprecht F (Hrsg) Spezialisierung und Integration in Psychosomatik und Psychotherapie. Springer, Berlin Heidelberg New York Tokyo

Heym S (1972) Der König-David-Bericht. Kindler, München

Lieberz K (1990) Familie, Umwelt und Neurose. Vandenhoeck & Ruprecht, Göttingen

Mahler MS, Pine F, Bergmann A (1980) Die psychische Geburt des Menschen. Fischer, Frankfurt

Rudolf G (1990) Die therapeutische Arbeitsbeziehung. Ergebnisse zum Zustandekommen. Verlauf und Ergebnis analytischer Psychotherapien (Berliner Psychotherapiestudie). Springer, Berlin Heidelberg New York Tokyo

Schepank H (1987) Psychogene Erkrankungen der Stadtbevölkerung. Springer, Berlin Heidelberg New York Tokyo

Spitz R (1957) Die Entstehung der ersten Objektbeziehungen. Klett, Stuttgart

Tress W (1986) Das Rätsel der seelischen Gesundheit. Vandenhoeck & Ruprecht, Göttingen

Verbindung von Pharmakotherapie und Psychotherapie: Das eine tun und das andere nicht lassen

J. Martinius

Im folgenden wird der Versuch unternommen, ein therapeutisches Erfordernis unserer Arbeit zu thematisieren, das sich häufig stellt, über das jedoch selten gesprochen wird. Ich unternehme diesen Versuch bewußt, weil ich weiß, daß dieses Erfordernis außerhalb unseres Faches und für manche auch innerhalb der Kinder- und Jugendpsychiatrie eine Herausforderung im Sinne einer Provokation darstellt, denn die psychiatrische Pharmakotherapie ist in unserer Gesellschaft zum Ärgernis geworden, zu etwas, dem der Geruch des Gewaltsamen und damit des Inhumanen anhaftet. Und doch wird psychiatrische Pharmakotherapie mit zuverlässiger ärztlicher Begründung bei Kindern und Jugendlichen durchgeführt. Ein Spannungsfeld ist entstanden, das sich durch Schweigen nicht auflöst.

Den Hintergrund für die Angriffe auf die Psychopharmakotherapie bildet die richtige Erkenntnis, daß soziale und psychische Einflüsse stets einen wesentlichen und oft den wesentlichen Anteil an der Entstehung und Verfestigung psychischer Störungen und Erkrankungen haben und daß folglich die Behandlung bei den sozialen und psychischen Einflüssen und Prozessen ansetzen muß. Übersehen oder auch verleugnet wird dabei gern, daß biologische Gegebenheiten ebenfalls beteiligt sind und wir als Ärzte in der vornehmen Pflicht stehen, das ganze Kind zu sehen und in der Lage sein sollen, alle beteiligten Prozesse zu erkennen und sie in unser therapeutisches Handeln zu integrieren. Übersehen wird aber auch, daß ursächliche Therapien oft nicht möglich sind und die symptomatische Behandlung den einzig möglichen Zugang bietet.

Um dem Thema näherzukommen, muß man unterscheiden zwischen Therapien in der Kinder- und Jugendpsychiatrie auf der einen und kinder- und jugendpsychiatrischen Therapie auf der anderen Seite. In der Kinder- und Jugendpsychiatrie werden zahlreiche und unterschiedliche Behandlungsmethoden angewendet. Diese Pluralität der Methoden hat ihre gute Begründung in der Vielfalt uns begegnender psychischer Störungen. Voraussetzung für ihre Anwendung sind Wirksamkeit, problembezogene Indikation und Anwendbarkeit unter definierten Bedingungen (Remschmidt 1988). Zu allen drei

Grundvoraussetzungen gäbe es viel anzumerken, da noch manches an methodisch zuverlässigen Aussagen fehlt. Es darf aber das empirisch Erreichte genügen, um die Feststellung zu treffen, daß in unserem Fach drei methodische Settings akzeptiert sind und in diesen Settings gearbeitet wird. Und das sind:
- Individuumzentrierte,
- familienbezogene Behandlungsmethoden sowie
- Therapien in der Gruppe.

Gerade in das erstgenannte, individuumzentrierte Setting gehören Ansätze unterschiedlicher theoretischer Orientierung von tiefenpsychologisch fundierten Verfahren und gestaltungstherapeutischen Methoden über die kognitive Verhaltenstherapie bis zur Psychopharmakotherapie. Vielfach stehen Methoden als "Schulen" nebeneinander. Man nimmt zwar Elemente aus anderen Bereichen in die eigene Arbeit auf, steht aber nach außen geschlossen da und wagt kaum Berührung zueinander. In der Praxis sieht das so aus, daß der einzelne im Laufe der Ausbildung sein therapeutisches Wirkungsfeld an dem Methodenangebot orientiert, das er oder sie sich sucht bzw. vorfindet. Und das kann besagte Vielfalt sein, muß es aber nicht. Jedenfalls ist die Landschaft der Weiterbildungsstätten unseres Faches, was das Methodenangebot betrifft, noch sehr unterschiedlich, bisweilen auf *einen* Schwerpunkt so festgelegt, daß daraus, beabsichtigt oder nicht, auch eine daran angepaßte Patientenauswahl resultiert, die im Zirkelschluß die eine angewandte Behandlungsmethode als die einzig wirksame und anzuwendende erscheinen läßt. Daß unter diesen Umständen z.B. die Pharmakotherapie ganz aus dem Blickfeld verschwinden kann, ist nachvollziehbar, gleichwohl unzulässig. Denn die Kinder- und Jugendpsychiatrie ist ein weites Feld, dem kein methodisch eingeengter Blickwinkel gerecht wird.

Kinder- und jugendpsychiatrische Therapie hingegen ist etwas anderes, als das Nebeneinander verschiedener Methoden. Sie orientiert sich nicht primär an der Methode, sondern an Problemstellungen und therapeutischen Erfordernissen, angefangen mit Notfällen, bei denen der Pharmakotherapie noch am ehesten eine Indikation eingeräumt wird, ohne daß Notfälle nun eine Domäne der Pharmakotherapie wären. Panikartige Angst z.B. ist eine seelische Notsituation, in der eine spannungs- und angstlösende, auch sedierende Medikation über den Augenblick hinweghelfen kann, aber nicht als isolierte Maßnahmen erfolgt, sondern als Teil der Gesamtbehandlung, die bereits an den Anfang auch die Vertrauensbildung durch das therapeutische Gespräch stellt.

Die kinder- und jugendpsychiatrische Therapie hat drei Zielrichtungen: das Symptom, die Ursache und die Entwicklung. Die Pharmakotherapie ist symptomorientiert, sie hat aber mittelbar auch Wirkungen auf die Entwicklung, da eine Besserung des Symptoms vom Individuum selbst und von seiner Umgebung erlebt wird und gestörte Entwicklung auf Grund dieser symptomatischen Hilfe wieder auf einen gesunden Weg gebracht werden kann. Man denke an ein Kind, das an multiplen Tics erkrankt, Hänseleien, Spott und Strafen erfährt und in einen Zustand ängstlicher Spannung gerät, der das Symptom noch verstärkt. Die symptomatische Behandlung mit Tiaprid vermag meistens das Symptom so weit zu unterdrücken, daß das Kind sich "wieder sehen lassen kann" und ein entspannter Raum entsteht, der die psychotherapeutische Arbeit an den primären oder sekundären Ursachen erleichtert. Oder man denke an ein hyperkinetisches Kind, bei dem die Kernsymptome Aufmerksamkeitsstörung, Impulsivität und Wunsch nach unmittelbarer Bestärkung soziale Isolation und Leistungsversagen haben entstehen lassen. Die Ursache dieses häufigen Problems ist primär biologisch und sekundär psychisch und sozial. Eine die Ursache erreichende biologische Therapie gibt es nicht, immerhin aber eine sehr wirksame symptomatische Pharmakotherapie, die über eine Verbesserung des Leistungsverhaltens und eine Verminderung der Impulsivität eine Basis schafft für ein spezifisches Teilleistungstraining, für das Üben sozialer Kompetenz und für kritische Reflexion. Auch hier wirkt die Pharmakotherapie nicht nur am Symptom, sondern fördert mittelbar Entwicklung. Kinder- und jugendpsychiatrische Therapie ist eine Synthese der therapeutischen Arbeit an den drei Komponenten Symptom, Ursache und Entwicklung. Sie bedient sich gleichzeitig mehrerer Behandlungsmethoden, je nach Art und Schwere der Störung und Stadium ihres Verlaufs. Im Akutstadium wird bei schweren Störungen dem symptomatischen Ansatz häufig der Vorzug gegeben, z.B. bei Angst-, Verwirrtheits- und Erregungszuständen, vor allem dann, wenn sie im Rahmen einer Psychose auftreten. Längerdauernde Störungen bilden aber, obwohl dies oft anders gesehen wird, keinesfalls ein weniger wichtiges und weniger legitimes Feld für den symptomatischen Ansatz. Es kann unmöglich sein, bei einem Kind in der Vorpubertät zu entscheiden, welche Ursache eine längeranhaltende Depression hat. Die symptomorientierte, etwa die begleitende Schlafstörung behebende Pharmakotherapie ist dann ein wichtiger und legitimer Teil der Gesamtbehandlung.

Es gibt eine Bewertungshierarchie der Psychotherapieformen, in der die ursachenzentrierten, konfliktaufdeckenden Methoden oben und die symptomatischen Ansätze unten angesiedelt sind. Dieser Ordnung entsprechend kann sich in dem Glauben, zu den Ursachen vorzudringen, eine Therapeutenelite bilden, die auf die anderen, am Symptom orientierten Therapeuten herabsieht, vielleicht auch aus dem Gefühl des Bedrohtseins, denn wer hat schon die Größe, sich einzugestehen, daß ein anderer Weg vielleicht nicht zum selben Ziel, aber doch zu einem guten und dauerhaften Erfolg führt. Ich meine, daß wir in der Kinder- und Jugendpsychiatrie dieser Polarisierung nicht erliegen müssen. Es gibt beides, und es soll beides geben: den auf eine Methode gestützten Weg und den der Kombination, u.a. mit der Pharmakotherapie, vereinbar in der einen Person des Kinder- und Jugendpsychiaters.

Wie das eine, die Pharmakotherapie, auf das andere, die Psychotherapie und umgekehrt das andere auf das eine wirkt, darüber ist nachgedacht, aber kaum systematisch gearbeitet worden, letzteres wohl wegen methodischer Schwierigkeiten. Ergebnis des Nachdenkens waren Argumente für und gegen kombinierte Pharmako- und Psychotherapien. Sie wurden von Weissmann (1978) und Karasu (1982) formuliert und von Spiegel (1988) zusammengestellt. Unterschieden wird zwischen positiven und negativen Einflüssen des einen auf das andere (Tabelle 1).

Diese stichwortartig aufgelisteten, gegenseitigen Einflußmöglichkeiten sind eine Denkorientierung; sie entsprechen jedoch nicht der komplizierten Realität. Denn andere, unabhängige und übergeordnete Einflüsse kommen hinzu, so z.B. die Erwartungen des Patienten und der Zeitpunkt im Krankheitsverlauf, an dem eine Therapie eingesetzt wird. Beide, Psychotherapie und Pharmakotherapie, brauchen den richtigen Zeitpunkt. Nicht zu unterschätzen als bedeutsamer Einfluß ist darüber hinaus der Plazeboeffekt, der wiederum, wie die Wirkung jedweder Therapie, nicht nur von den Erwartungen des Behandelten, sondern auch von den Erwartungen des Arztes bzw. Therapeuten abhängt.

Tabelle 1. Argumente für und gegen kombinierte Pharmako- und Psychotherapien. (Nach Weissman 1978; Karasu 1982; Spiegel 1988)

Einflüsse der Pharmakotherapie auf die Psychotherapie	
Positiv	**Negativ**
1. Größere Therapiebereitschaft aufgrund symptomatischer Besserung	1. Die symptomatische Besserung verhindert die Auseinandersetzung mit Konflikten
2. Stärkung autonomer Ich-Funktionen	2. Der Patient entwickelt eine psychische Abhängigkeit von Medikamenten
3. Symbolische Bedeutung des Medikaments: "Der Arzt hilft mir"	3. Der Arzt wird zu autoritärem Vorgehen verleitet
4. Medikamente gehören zur Krankenbehandlung. Die psychische Krankheit ist eine Krankheit wie andere	4. Das Krankheitsgefühl des Patienten wird verstärkt

Einflüsse der Psychotherapie auf die Pharmakotherapie	
Positiv	**Negativ**
1. Der Behandelte erhält das Gefühl, als Mensch und nicht nur als Patient wahrgenommen zu werden	1. Die Psychotherapie aktiviert Ängste und Konflikte. Sie gefährdet die medikamentös erreichte symptomatische Besserung
2. Dank der verbesserten Arzt-Patient-Beziehung verbessert sich die Compliance	

Bei Vermutungen muß es nicht bleiben. Immerhin liegt einiges an Ergebnissen klinischer Studien vor, was die Annahme eines positiven Synergismus beider Therapieformen, der Psychotherapie und der Pharmakotherapie, unterstützt. Der Großteil der Erkenntnisse entstammt der Erwachsenenpsychiatrie, einiges wenige auch der Kinder- und Jugendpsychiatrie.

Seit langem beschäftigt sich die Psychiatrie mit der kombinierten Behandlung der Schizophrenien. In umfangreichen Untersuchungen konnten Hogarty et al. (1986) und Schooler u. Hogarty (1987) nachweisen, daß Rückfälle dann am deutlichsten zu verhindern waren, wenn neben der neuroleptischen Behandlung individuelle Psychotherapie, Gruppenpsychotherapie und Familienintervention stattfanden (Tabelle 2). Das Einbeziehen der Familie hat entscheidende Bedeutung, wie Leff et al. (1982) gezeigt haben. In der Kinder- und Jugendpsychiatrie gibt es hierzu lediglich Ansätze (Schulz 1989; Althoff u. Freisleder 1989; Günter u. Becker 1989). Bei näherer Betrachtung zeigt sich aber, daß der neuroleptischen Behandlung jugendlicher Schizophrener in der Kinder- und Jugendpsychiatrie nur teilweise eine dem Erwachsenenbereich entsprechende Bedeutung beigemessen wird. Um die Unterschiede zu verstehen, wird es notwendig sein, die den verschiedenen Studien vorausgegangenen Falldefinitionen und die Langzeitergebnisse zu analysieren.

Im Anschluß an die Entdeckung der trizyklischen Antidepressiva gab es eine Zeit, in der man das, was unter "kindlicher Depression" verstanden wurde, recht unbefangen pharmakologisch behandelte, vor allem im angloamerikanischen Raum (Frommer 1968). Seit man gelernt hat, depressive Zustandsbilder operational zu beschreiben und medikamentöse Wirkungen objektiv zu bewerten, sind Therapiestudien entstanden, die zu differenzierteren Einsichten geführt haben. Zitiert sei die Arbeit von Petti u. Conners (1983). Bei Kindern mit schweren depressiven Bildern, bei denen unter einer umfassenden

Tabelle 2. Behandlungskonzept und Rückfallgefährdung bei schizophrenen Erkrankungen innerhalb eines Verlaufsjahres (Nach Hogarty et al. 1986)

Behandlung	Rückfallhäufigkeit
Familienorientierte Therapie und Langzeitmedikation	19 %
Soziales Rehabilitationstraining und Langzeitmedikation	20 %
Familienorientierte Therapie, Rehabilitationstraining und Langzeitmedikation	0
Langzeitmedikation	41 %

Milieutherapie keine Besserung der Symptomatik erkennbar wurde, erfolgte eine pharmakologische Behandlung mit Imipramin. Neben nun einsetzenden Besserungen in den Bereichen Gestimmtheit, Kontakt und Leistung fiel auf, daß es den Kindern möglich wurde, über Gefühle zu sprechen, die sie vorher nicht äußern konnten oder nicht wahrgenommen hatten. Es war dieser Behandlungseffekt, der von Therapeut und Kind als besonders wichtig vermerkt wurde, weil er die Arbeit miteinander wie die Arbeit mit der Familie wesentlich erleichterte. Es soll damit gesagt sein, daß in der kombinierten Behandlung mit Antidepressiva auch für Kinder und Jugendliche manches an Möglichkeiten steckt,was der allgemeinen Abwehr gegen Psychopharmaka zum Opfer gefallen ist. Angesichts der Entwicklung neuer, nebenwirkungsarmer Antidepressiva wäre es sinnvoll, die neuen Möglichkeiten fundiert zu untersuchen. Denn ohne zuverlässige Befunde läßt sich keiner Kritik entgegentreten.

Daß mit dem Auftreten schwerer affektiver Erkrankungen in der Adoleszenz die kombinierte antidepressiv-pharmakologische und psychotherapeutische Behandlung wie beim Erwachsenen indiziert ist, wird niemand ernsthaft bezweifeln können. In diesem Bereich sind aber die Erkenntnisse noch weniger eindeutig als bei den Schizophrenien. Speziell die kognitive Therapie hat sich als nichtpharmakologische Behandlung der Depression in kontrollierten Untersuchungen als so wirksam erwiesen, daß sie bei bestimmten Patienten als Alternative zur Pharmakotherapie eingesetzt werden kann (Weissman et al. 1987).

Im Zusammenhang mit dem Thema ist die Behandlung von Kindern mit hyperkinetischen Syndromen ein großer und anhaltend stark umstrittener Bereich. Ihr Umstrittensein findet seine Erklärung in der Tatsache, daß ein klassifikatorisch weit gefaßtes Verhaltensbild immer noch von vielen als ätiopathogenetische Einheit verstanden wird und folglich auch die Behandlung auf *eine* Methode beschränkt bleibt. Unbestreitbar bleibt aber ebenso die Tatsache, daß bei aller Heterogenität der unter dem hyperkinetischen Syndrom zusammengefaßten Störungsbilder die Pharmakotherapie mit Stimulanzien bei der Mehrzahl der Kinder die am einfachsten erreichbare und zugleich zuverlässigste Besserung bewirkt. Man hat andererseits aus der intensiven Beschäftigung mit diesen Kindern lernen müssen, daß die Pharmakotherapie nur einen Teil ihrer vielen Probleme löst. Gerade die emotionalen und sozialen Störungen bleiben häufig bestehen und die Langzeitprognose wird durch die Pharmakotherapie allein nur unwesentlich verbessert. Das kinderpsychiatrische Behandlungsziel "Entwicklung" wird also durch die Pharmakotherapie nicht ausreichend gefördert. Umgekehrt sind hyperkinetische Kinder bei mittelschwerer bis schwerer Ausprägung der Störung (und nur um diese geht es hier) so unruhig, impulsiv und reizoffen, daß z.B. eine tiefenpsychologisch-analytische Psychotherapie nicht durchführbar ist. Gleichwohl ist der Gedanke an die Kombination der Pharmakotherapie mit Formen der Psychotherapie naheliegend. Denn es geht ja um die Persönlichkeitsentwicklung. Verschiedene Kombinationen wurden untersucht (Gittelman-Klein 1987), in erster Linie kognitive Verfahren, Formen der Verhaltenstherapie und Elterntraining, mit dem Ergebnis geringer oder auch ausbleibender zusätzlicher Wirkungen aus der Kombination im Vergleich zur Pharmakotherapie allein. Dieses unerwartete und enttäuschende Ergebnis steht im Widerspruch zu dem, was Pelham et al. (1986) in mehreren vergleichenden Untersuchungen feststellten: Das mit Pharmakotherapie (Methylphenidat) kombinierte operante Verhaltenstraining war im sozialen und Leistungsbereich dem Erfolg der einzeln eingesetzten Methoden überlegen.

Wo Ergebnisse noch widersprüchlich sind, ist Raum für wissenschaftliche Vertiefung. Jedenfalls kann dieses Feld für die vielen Kinder, die erheblich hyperkinetisch gestört sind, noch sehr viel besser bestellt werden. Zu denken gibt die Aussage erwachsen gewordener ehemals nur pharmakologisch behandelter Hyperkinetiker, sie hätten sich in jener Zeit mehr emotionale Unterstützung und mehr individuelle Beratung gewünscht (Weiss u. Hechtman 1986). In der Praxis verhalten wir uns auch ohne Vorliegen endgültiger Forschungsergebnisse so, als lägen sie bereits vor. Wir behandeln hyperkinetische Kinder nie ausschließlich pharmakologisch, sondern stets mit individuellem Ansatz, der vorwiegend heilpädagogisch-therapeutisch ist, übend, emotional stützend und die Familie einbeziehend.

Für die Arbeit in der Kinder- und Jugendpsychiatrie gibt es Grundvoraussetzungen, zu denen die Fähigkeit gehört, Fühlen, Denken und Handeln in Einklang zu bringen, sich auf andere einzustellen, Probleme individuell zu sehen und zu behandeln. Ohne Offenheit für Vielfalt und ohne Bereitschaft, auch verschiedenartige Wege miteinander zu verbinden, bleiben Inhalt und Ziel unserer Arbeit hinter ihren Möglichkeiten zurück. Darum diese Aufforderung, das eine zu tun und das andere nicht zu lassen.

Literatur

Althoff A, Freisleder FJ (1989) Clozapin: Therapieerfahrungen bei psychotischen Jugendlichen. Vortrag XXI. Tagung der Deutschen Gesellschaft für Kinder- und Jugendpsychiatrie, München

Frommer E (1968) Depressive illness in childhood. Br J Psychiatry 2: 117-136

Gittelman-Klein R (1987) Pharmacotherapy of childhood hyperactivity: An update. In: Meltzer HY (ed) Psychopharmacology: The third generation of progress. Raven, New York

Günter M, Becker S (1989) Psychopharmaka als Hilfsmittel in der stationären Psychotherapie schizophrener Jugendlicher. Vortrag XXI. Tagung der Deutschen Gesellschaft für Kinder- und Jugendpsychiatrie, München

Hogarty GE, Anderson CM, Reiss DJ, Kornblith SJ, Greenwald DP, Javna CD, Madonia MJ (1986) Family psychoeducation, social skills training and maintenance chemotherapy in the aftercare treatment of schizophrenia. Arch Gen Psychiatry 43: 633-642

Karasu TB (1982) Psychotherapy and pharmacotherapy: toward an integrative model. Am J Psychiatry 139: 1102-1113

Leff J, Kuippers L, Berkowitz R, Eberlein-Vries R, Sturgeon D (1982) A controlled trial of social intervention in the families of schizophrenic patients. Br J Psychiatry 141: 121-134

Pelham WE, Walker JL, Milich R (1986) Effects of continuous and partial reinforcement and methylphenidate on learning in children with attention deficit disorder. J Abnorm Psychol 96: 319-325

Petti TA, Conners CK (1983) Changes in behavioral ratings of depressed children treated with imipramine. J Am Acad Child Psychiatry 22: 355-360

Remschmidt H (1988) Gesichtspunkte zur Indikationsstellung therapeutischer Maßnahmen. In: Remschmidt H, Schmidt MH (Hrsg) Kinder- und Jugendpsychiatrie in Klinik in Praxis, Bd I. Thieme, Stuttgart

Schooler NR, Hogarty GE (1987) Medication and psychological strategies in the treatment of schizophrenia. In: Meltzer HY (ed) Psychopharmacology: The third generation of progress. Raven, New York

Schulz E (1989) Probleme der psychopharmakologischen Behandlung schizophrener Psychosen im Jugendalter. Vortrag XXI. Tagung der Deutschen Gesellschaft für Kinder- und Jugendpsychiatrie, München

Spiegel R (1988) Einführung in die Psychopharmakologie. Huber, Bern

Weiss G, Hechtman LT (1986) Hyperactive children grown up. Guilford Press, New York

Weissman MM (1978) Psychotherapy and its relevance to the pharmacotherapy of affective disorders: From ideology to evidence. In: Lipton MA, De Mascio A, Killam A (eds) Psychopharmacology - A generation of progress. Raven, New York

Weissman MM, Jarrett RB, Rush JA (1987) Psychotherapy and its relevance to the pharmacotherapy of major depression: A decade later. In: Meltzer HY (ed) Psychopharmacology: The third generation of progress. Raven, New York

Pharmakotherapie
kindlicher und jugendlicher Schizophrenien

C. Eggers und B. Röpcke

Einleitung

Schizophrene Psychosen stellen die *Hauptindikation* für den Einsatz von Psychopharmaka dar. In erster Linie sind es die Neuroleptika, die antipsychotisch wirksam sind. Aufgrund sorgfältiger nationaler und internationaler epidemiologischer und transkultureller Studien wird das lebenslange Risiko, an einer Schizophrenie zu erkranken, auf 0,5 - 1,7 % geschätzt. Vor dem 10. Lebensjahr liegt das *Morbiditätsrisiko* bei 0,5- 1 %, zwischen dem 10. und 14. Lebensjahr bei 3 - 4 % der Gesamterkrankung (Eggers 1973, Uschakov 1965). Daraus folgt, daß die empirische Erfahrungsgrundlage für eine Neuroleptikatherapie für diese Altersstufe relativ gering ist. Die Kinder- und Jugendpsychiater haben deshalb ihre eigenen Erfahrungen zu machen. Voraussetzung hierfür ist eine möglichst exakte Befunderhebung und Verhaltensbeobachtung (s. S. 156). Trotz einer reichen neuropharmakologischen Erfahrung in der Erwachsenenpsychiatrie sind noch viele Fragen offen. Das gilt insbesondere für Dosierungsprobleme, Kurzzeit- und Langzeiteffekte, Wirkungsgrundlagen und mögliche Interaktionen verschiedener Psychopharmaka untereinander.

Behandlung akuter und chronischer Psychosen

Akute schizophrene Psychosen sind durch einen produktive Symptomatik, eine lebhaft-floride Prozeßaktivität und einen phasischen bzw. schubweisen Verlauf gekennzeichnet. Sie entsprechen im wesentlichen dem Typ I nach Crow (1980). Dieser Typus spricht in der Regel besser auf Psychopharmaka an als chronische Psychosen mit blanden, unproduktiven (negativen) Symptomen (Typ II nach Crow).

Bei akut-bewegten, produktiven Symptombildern haben sich stark wirksame und mittelstarke Neuroleptika, insbesondere die Butyrophenonderivate Haloperidol, Trifluoperidol, Benperidol und die Phenothiazine Perazin, Fluphenazin, Perciazin, Chlorprotixen und Thiotixen bewährt. In letzter Zeit wird zunehmend auch das Sulpirid (Dogmatil) in höheren Dosierungen (500 - 1200 mg) bei akuten Psychosen des Jugendalters verwandt (Dalery et al 1985). Bei Psychosen mit unproduktiver Symptomatik wie Antriebsarmut, psychomotorischer Gehemmtheit, Negativismus, Autismus ist in erster Linie an das Benzamidderivat Sulpirid zu denken. Dies gilt auch für den frühkindlichen Autismus Kanner. Angloamerikanische Autoren berichten über gute Erfahrungen mit hochpotenten Neuroleptika wie Trifluoperazin, Haloperidol und Fluphenazin bei autistischen Kindern, worunter es zu einer Besserung der autistischen Kontaktstörungen, der Hyperaktivität, Ängstlichkeit, Agitiertheit und zu einer Förderung der Sprachanbahnung kommt. Bei chronischen und häufig rezidivierenden schizophrenen Psychosen sind Depotpräperate wie Flupentixol, Fluphenazin-Decanoat, Fluspirilene und Penfluridol indiziert.

Dosierungsprobleme

Die Dosierung von Neuroleptika ist in erstaunlichem Maß von der subjektiven Einstellung des Therapeuten abhängig. Kinder- und Jugendpsychiater tendieren - offensichtlich zarter besaitet - auch nach unseren Erfahrungen zu niedrigeren Dosierungen als Erwachsenenpsychiater. Eine ähnliche Differenz gibt es zwischen den westdeutschen und amerikanischen Dosierungen: bei einer Vergleichsuntersuchung zeigte sich, daß die Dosierung in den USA bei gleichen Bedingungen 5mal so hoch war wie in einer westdeutschen Klinik (Denber et al 1962).

Ziel einer adäquaten Dosierung ist das Erreichen einer wirksamen Konzentration am Wirkort, also am neuralen Rezeptor. Entsprechend dem Grundsatz "nil nocere" muß ein ausgewogenes Verhältnis zwischen nützlicher Wirkung und schädlicher Nebenwirkung, d.h. eine optimale Effizienz hinsichtlich Auswahl, Dosierung und Applikation des Neuroleptikums angestrebt werden. Das bedeutet, daß Komponenten wie Alter, Größe, humoraler und sexueller Reifestatus, Gewicht, Körperoberfläche, Zielsymptomatik, Soziodynamik, individuelle Reaktionsweise und Drogentoleranz berücksichtigt werden müssen. Insofern sind starre Dosierungsschemata unangebracht.

Mehrere Studien haben gezeigt, daß ähnliche antipsychotische Effekte bei schizophrenen Patienten mit sehr unterschiedlichen und voneinander abweichenden Neuroleptikadosen erzielt werden können (Alfredsson et al 1984; Baldessarini u. Davis 1980; Bigelow et al 1985; Marder et al 1984). Daß eine Hochdosierung bzw. hohe Serumspiegel keine wesentliche Verbesserung der Besetzung von Rezeptoren mit Neuroleptika zur Folge haben, zeigt Abbildung

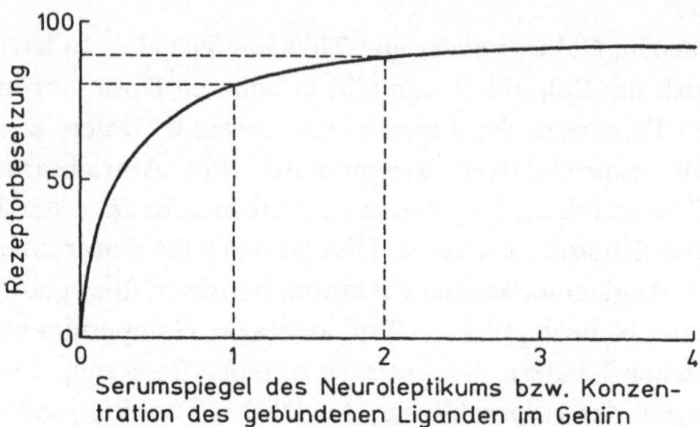

Abb. 1. Theoretische Beziehung zwischen Rezeptorblockade *(Ordinate)* und Serumspiegel bzw. Konzentration des Neuroleptikums im Gehirn *(Abszisse)* (nach Farde et al. 1988)

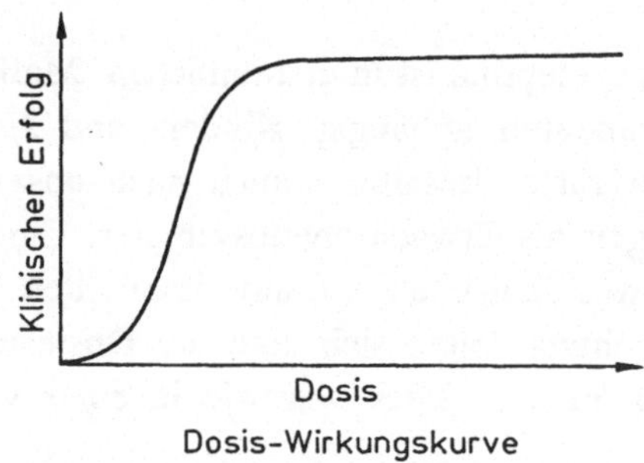

Abb. 2. Hypothetische Beziehung zwischen Neuroleptikadosis und klinischer Wirkung (aus Woggon 1987; nach Davis et al. 1980)

1. Hier sind das Ausmaß der Rezeptorblockade und des Serumspiegels bzw. der Konzentration des Neuroleptikums im Gehirn theoretisch miteinander in Beziehung gesetzt. Es zeigt sich eine kurvilineare Beziehung zwischen Ausmaß der Besetzung neuraler D2-Rezeptoren und Serum- bzw. Hirnspiegel. Das bedeutet, daß z.B. bei einer ausgeprägten Rezeptorbesetzung von etwa 80 % (1. gestrichelte Linie) die Verdoppelung des Serumspiegels (2. gestrichelte Linie) nur einen relativ geringen Zuwachs an Rezeptorbesetzung bringt (Farde et al 1988). Dies entspricht auch der klinischen Erfahrung: in einem hohen Dosisbereich gibt es keine sichtbare Effizienzsteigerung mehr (Abb. 2).

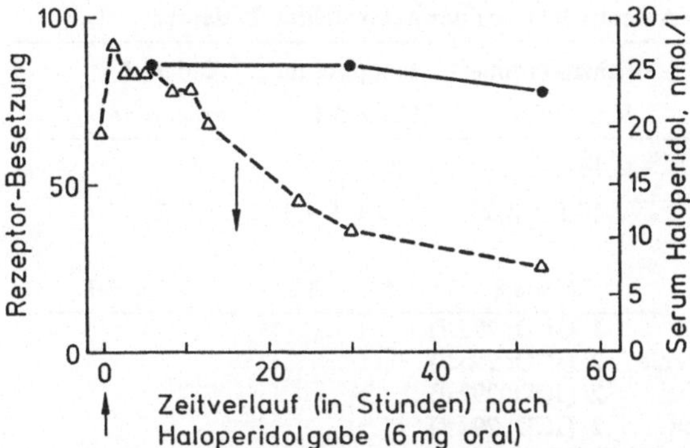

Abb. 3. Beziehung zwischen D2-Rezeptorblockade im Putamen und Haloperidolspiegel im Serum bei einem schizophrenen Patienten nach Absetzen von Haloperidol (nach Farde et al. 1988) *Ausgezogene Linie:* Rezeptorbesetzung; *gestrichelte Linie:* Haloperidolspiegel im Serum

Auch bei abfallendem Serumspiegel bleibt das Ausmaß der Rezeptorblockade über viele Stunden praktisch unverändert (Abb. 3). Es besteht innerhalb der ersten 3 h beim Haloperidol eine erhebliche Diskrepanz zwischen Rezeptorblockade und Serumkonzentration, die auch in den nächsten 2 Tagen nur unwesentlich geringer wird.

Die *Dauer der Rezeptorblockade* nach Absetzen der Neuroleptika ist abhängig von der verabreichten Substanz. Ähnlich diskrepant wie die Tatsache, daß trotz Abfall des Serumspiegels die Rezeptorblockade über einige Stunden bis Tage relativ konstant bleibt, ist der durch PET erhobene Befund, daß zwar bereits innerhalb der ersten Stunden mehr als 70 % der D2-Rezeptoren besetzt sind, die klinische Wirkung sich jedoch erst nach 1-3 Wochen einstellt (Farde et al 1988; Sedvall et al 1986; Waddington 1989). Dies erscheint schwer verständlich und deutet darauf hin, daß die Rezeptorblockade allein nicht ausreicht, um die klinische Wirkung von Neuroleptika zu erklären.

Um Kenntnisse über *Dosis-Wirkungbeziehungen* zu gewinnen, wurde versucht, Korrelationen zwischen Neuroleptikaspiegel im Serum und klinischer Wirkung zu ermitteln. Dabei zeigte sich, daß sowohl Patienten mit den höchsten als auch solche mit den niedrigsten Serumspiegeln die schlechtesten Resultate aufwiesen (umgekehrt U-förmige Beziehung zwischen Neuroleptikaspiegel und klinischem Erfolg). In bezug auf den Therapieerfolg optimale Blutspiegel scheinen bei relativ niedrigen Neuroleptikadosen erzielt werden (Baldessarini et al 1988; Cohen 1988).

Bei Bewertung des klinischen Erfolgs mittels psychiatrischer Beurteilungsskalen, z.B. der Brief Psychiatric Rating Scale (BPRS), zeigte sich jedoch keine signifikante Beziehung zwischen Dosierung der Neuroleptika und klini-

Tabelle 1. Alter und Aufenthaltsdauer der untersuchten Patienten

	Schizophrenie ICD 295. x	Hebephrenie ICD 295.1	Andere * Psychosen
n	14	21	9
Alter	18,1 + 2,3	17,1 + 1,8	17,2 + 3,4
Aufenthaltsdauer in Monaten	7,6 + 3,8	5,0 + 3,2	5,0 + 2,7

* Schizoaffektiv	3 (ICD: 295.7)
Latente Schizophrenie	2 (ICD: 295.5)
Paranoides Syndrom	2 (ICD: 297.0)
Reaktive Psychosen	2 (ICD: 298.8)

Tabelle 2. Geschlechtsverteilung

	Schizophrenie	Hebephrenie	Andere Psychosen	Su
Jungen	11	6	5	22
Mädchen	3	15	4	22
Su	14	21	9	44

scher Wirkung (Woggon 1987). Eine Übersicht über 23 Studien über die rückfallverhütende Wirkung unterschiedlich dosierter Neuroleptika im Vergleich mit Plazebo ergab keine eindeutigen Unterschiede, es konnte also keine Beziehung zwischen Neuroleptikadosis und rückfallverhütender Wirkung festgestellt werden (Baldessarini u. Davis 1980).

Als *Schlußfolgerung* aus dem bisher Gesagten ergibt sich, daß Dosissteigerungen über ein im Einzelfall *individuell* empirisch zu ermittelndes Optimum hinaus nicht sinnvoll sind, daß eher ein Medikamentenwechsel erwogen und grunsätzlich niedrige bis mittlere Dosen angestrebt werden sollten. Wir tun dies in unserer klinischen Praxis (s. Tabellen 1 - 4). Die Tabellen 1 und 2 zeigen eine Übersicht über Alter, Geschlecht und Aufenthaltsdauer der untersuchten schizophrenen Patienten. In den Tabellen 3 und 4 sind die Dosierungen der von uns angewandten Neuroleptika bei 44 stationär behandelten psychotischen Patienten wiedergegeben. Es sind die durchschnittlichen, Mindest- und Maximal-, Tages- und auf das Körpergewicht bezogene Dosen angegeben.

Tabelle 3. Neuroleptikadosierung (ohne Depotpräparate) in der Kinder- und Jugendpsychiatrie Essen (n = 44 Patienten)

Stoffgruppe Wirkstoff	Antipsychot. Potenz	n	Behandl.- Tage	mg/kg/Tag	Mw	mg/Tag
Phenotiazine Thioridazin (Melleril)	schwach	3	122	0,21 - 2,44	1,52	10 - 200
Levomepromazin (Neurocil)	schwach	13	428	0,25 - 3,83	1,31	10 - 230
Promethazin (Atosil)	schwach	15	1383	0,08 - 3,44	1,38	5 - 200
Periciazin (Aolept)	mittel	3	251	0,15 - 1,20	0,59	9 - 60
Chlorprothixen (Truxal)	schwach	2	95	0,20 - 3,94	2,94	15 - 150
Perazin (Taxilan)	mittel	11	983	0,14 - 9,43	4,56	9 - 500
Butyrophenone Haloperidol (Haldol)	hoch	30	2854	0,01 - 1,38	0,29	0,5 - 100
Bromperidol (Impromen)	hoch	7	304	0,05 - 0,96	0,28	3,5 - 50
Pimozid (Orap)	hoch	3	107	0,01 - 0,14	0,08	0,5 - 12
Benzamide Sulpirid (Dogmatil)	mittel	7	637	0,83 - 10,95	5,80	50 - 800
Clozapin (Leponex)	mittel	10	1392	0,25 - 8,33	3,09	25 - 500

C.Eggers, B. Röpcke

Tabelle 4. Neuroleptikadosierung (ohne Depotpräparate) getrennt nach Diagnosen in der Kinder- und Jugendpsychiatrie Essen (n = 44 Patienten)

Stoffgruppe Wirkstoff	Antipsychot. Potenz	Dia-* gnose	n	Behandl.- Tage	mg/kg/Tag	Mw	mg/Tag
Phenotiazine							
Thioridazin	schwach	S	3	122	0,21 - 2,44	1,52	10 - 200
(Melleril)		H	-				
		A	-				
Levomepro-	schwach	S	5	243	0,25 - 2,08	1,41	10 - 150
mazin (Neurocil)		H	4	61	0,28 - 2,08	0,67	12 - 150
		A	4	124	0,25 - 3,83	1,42	10 - 230
Promethazin	schwach	S	6	757	0,18 - 3,22	1,41	12 - 200
(Atosil)		H	6	277	0,19 - 1,37	0,64	10 - 75
		A	3	349	0,08 - 3,44	1,89	5 - 200
Periciazin	mittel	S	-				
(Aolept)		H	1	45	0,15 - 0,51	0,41	9 - 30
		A	2	206	0,2 - 1,2	0,63	10 - 60
Chlorprothixen	schwach	S	-				
(Truxal)		H	1	22	0,20 - 0,80	0,56	15 - 60
		A	1	73	1,18 - 3,94	3,65	45 - 150
Perazin	mittel	S	6	521	0,14 - 6,38	3,51	9 - 400
(Taxilan)		H	5	462	0,94 - 9,43	5,74	50 - 500
		A	-				
Butyrophenone							
Haloperidol	hoch	S	11	1152	0,01 - 0,75	0,31	0,5 - 45
(Haldol)		H	11	975	0,01 - 1,38	0,27	0,5 - 100
		A	8	727	0,01 - 0,66	0,27	0,5 - 40
Bromperidol	hoch	S	2	151	0,06 - 0,48	0,30	4 - 30
(Impromen)		H	5	153	0,05 - 0,96	0,26	3,5 - 50
		A	-				
Pimozid	hoch	S	1	59	0,02 - 0,14	0,11	2 - 12
(Orap)		H	2	48	0,01 - 0,08	0,04	0,5 - 6
		A	-				
Benzamide							
Sulpirid	mittel	S	2	280	0,90 - 4,91	4,32	50 - 300
(Dogmatil)		H	5	357	0,83 - 10,95	6,96	50 - 800
		A	-				
Clozapin	mittel	S	6	741	0,30 - 6,66	2,39	25 - 450
(Leponex)		H	3	518	0,25 - 6,25	3,78	25 - 450
		A	1	133	0,83 - 8,33	4,37	50 - 500

* S = Schizophrenie / H = Hebephrenie / A = Andere Psychosen

Außer den bisher gezogenen Schlußfolgerungen können einige weitere allgemeine Behandlungsgrundsätze aufgestellt werden: Es sollte einschleichend bis zum Eintritt des Wirkungsoptimums dosiert werden, wobei die einzelnen *Dosissprünge* auch wieder nicht zu klein gewählt werden dürfen, um die Gesamtdosis nicht durch neurale Adaptationsprozesse zu hoch zu treiben.

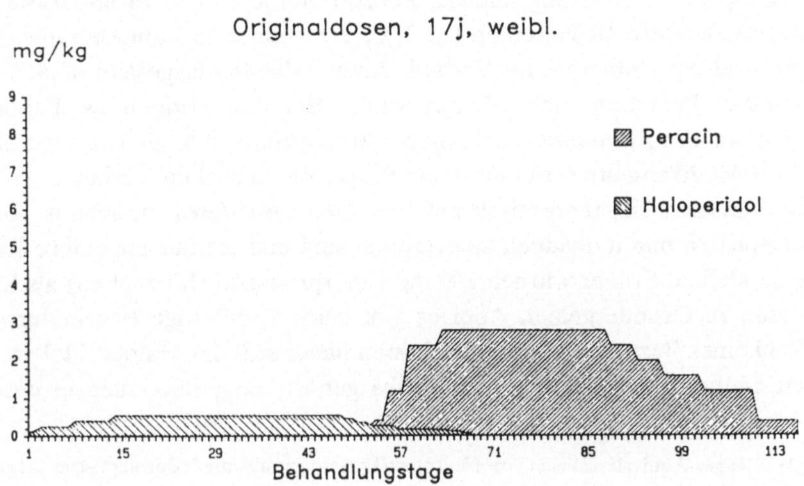

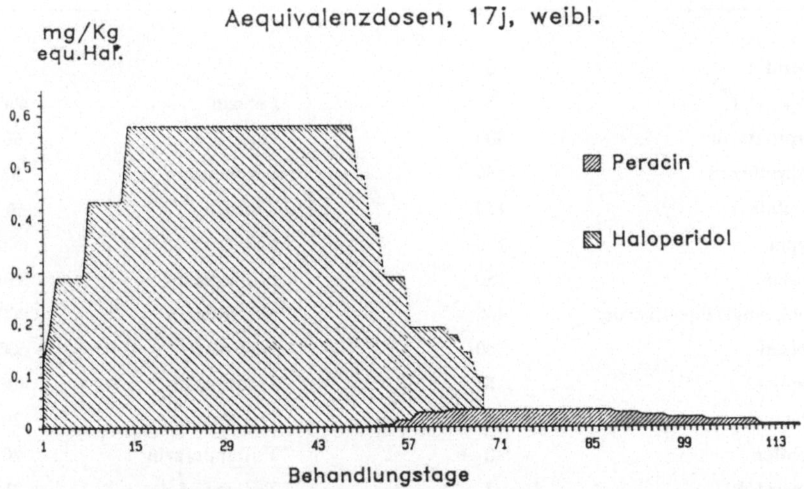

Abb. 4 und 5. Umsetzung von einem hochpotenten Neuroleptikum (Haloperidol) auf ein mittelpotentes Neuroleptikum (Perazin) bei einem 17jährigen Mädchen mit einer paranoidhalluzinatorischen Psychose (Abb. 4: Originaldosen; Abb. 5: Äquivalenzdosen, bezogen auf Haloperidol)

Auch die *Wahl des Medikaments* kann nur individuell erfolgen, denn gerade bei Neuroleptika ist eine Voraussage darüber, welches Medikament jeweils wirksam ist, äußerst schwierig. Hochpotente Neuroleptika erweisen sich nicht immer gegenüber niedrigpotenten Neuroleptika als überlegen. So wurde bei einem 18jährigen Mädchen mit einer rezidivierenden schizophrenen Psychose die Medikation von Haloperidol auf Perazin umgestellt (Abb. 4 und 5).

Monotherapien mit ein- und demselben Medikament über den gesamten stationären Verlauf wurden bei 10 der 44 Patienten (22,7 %) durchgeführt (je 2mal Haloperidol, Clozapin, Supirid, Perazin und je einmal Bromperidol und Periciazin). Weitere 10 Patienten (22.7 %) erhielten eine Monotherapie, aber mit Wechsel der Präperate im Verlauf. Somit erhielten insgesamt 45,4 % der behandelten Patienten eine Monotherapie. Bei den übrigen 24 Patienten (54,6 %) wurden *Kombinationstherapien* durchgeführt, d.h. gleichzeitige Gabe mehrerer Medikamente (mit oder ohne Präperatewechsel im Verlauf).

Beim Umsetzen ist theoretisch auf sog. *Äquivalenzdosen* zu achten, die jedoch empirisch und individuell zu ermitteln sind und die nur ungefähre Richtwerte darstellen. Früher wurden 100 mg Chlorpromazin (Megaphen) als Referenzdosen zu Grunde gelegt. Aber es gibt keine vernünftige Begründung für die Wahl einer Bezugssubstanz, am ehesten bietet sich das Haloperidol an, das zu den häufigst verwandten Neuroleptika gehört. Es gehört auch in unserer

Tabelle 5. Tages-Äquivalenzdosen von Neuroleptika bezogen auf die "neuroleptische Schwellendosis" (in mg)

Benperidol	3		
Bromperidol	5	Perazin	400
Chlorpromazin	300	Periciazin	60
Chlorprothixen	350	Perphenazin	32
Clopenthixol	150	Pimozid	6
Clozapin	100	Promazin	600
Dixyrazin	150	Prothipendyl	350
Floropipamid/Pipamperon	400	Sulforidazin	400
Fluanison	300	Sulpirid	600
Flupentixol	6	Thioridazin	400
Fluphenazin	5	Thiothixen	20
Fluspirilen	8	Trifluoperazin	20
Haloperidol	5	Trifluperidol	3
Levomepromazin	350	Triflupromazin	150
Melperon	300	Zuclopenthixol	60

Klinik zur ersten Wahl, ablesbar an der Tatsache, daß es bei 30 von 44 Patienten gegeben worden ist. 5 mg Haloperidol entsprechen z.B. in etwa 100 mg Clozapin (Leponex) oder 400 mg Floropipamid (Dipiperon) oder 400 mg Perazin (Taxilan). Einen Überblick über (mehr oder weniger willkürlich festgelegte) Äquivalenzdosen gibt Tabelle 5.

Die Abb. 6 und 7 zeigen Beispiele für Äquivalenzdosen (bezogen auf Haloperidol) im Vergleich mit nicht umgerechneten Originaldosen.

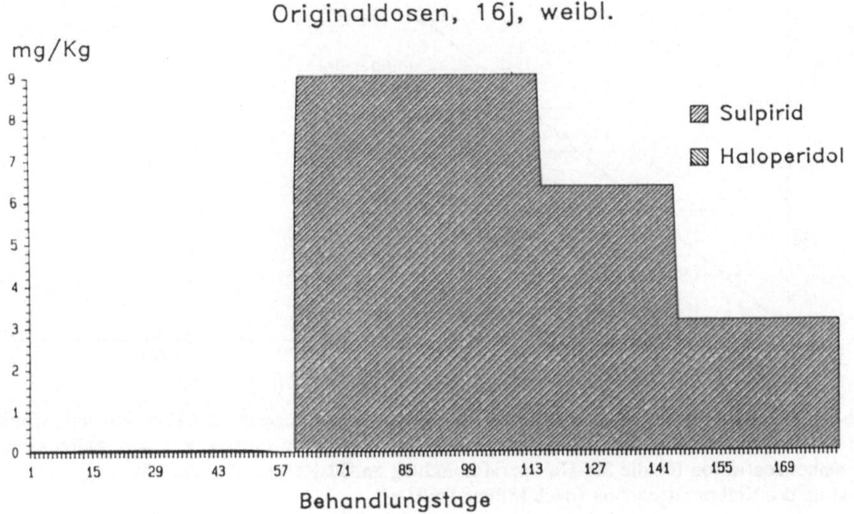

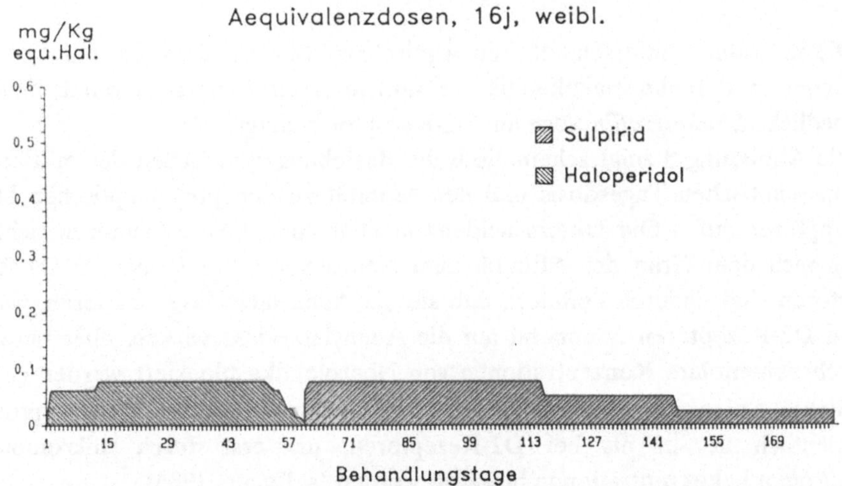

Abb. 6 und 7. Original- und Äquivalenzdosen von Haloperidol und Sulpirid (bezogen auf Haloperidol) bei einem 16jährigen Mädchen mit einer Hebephrenie

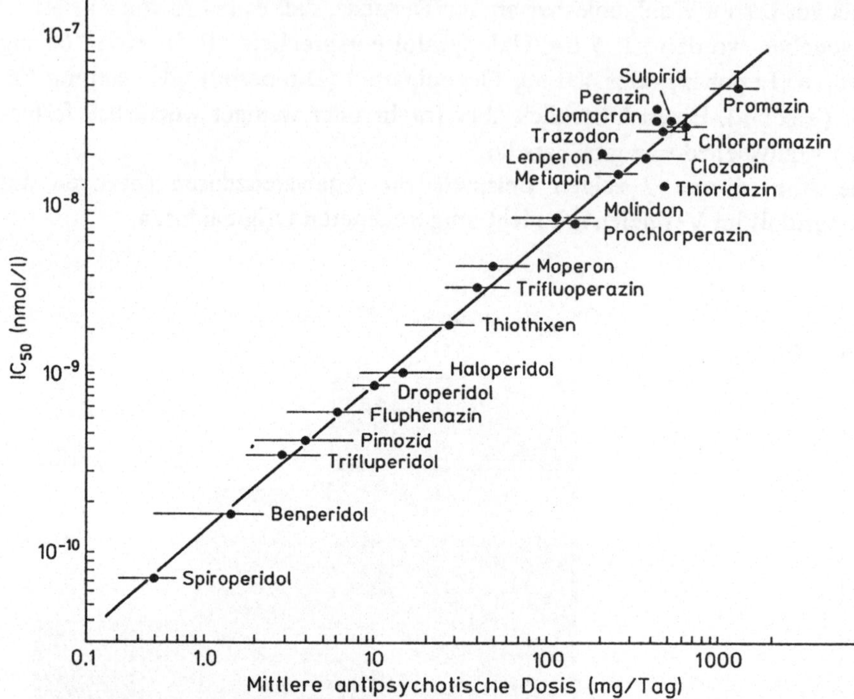

Abb. 8. Beziehung zwischen der mittleren antipsychotischen Tagesdosis *(Abszisse)* und Affinität von Neuroleptika für den D2-Rezeptor. Die Rezeptoraffinität ist als halbmaximale Hemmkonzentration für die 3H-Haloperidolbindung an D2-Rezeptoren eines Homogenates vom Striatum des Kalbes angegeben (nach Müller 1989)

Die individuell unterschiedlichen Äquivalenzdosen beruhen u.a. auf Unterschieden in der Pharmakokinetik, sie sind in erster Linie aber durch unterschiedliche *Bindungsaffinitäten* am D2-Rezeptor bedingt.

Die Abbildung 8 zeigt schematisch die Beziehungen zwischen der mittleren antipsychotischen Tagesdosis und der Affinität zu den postsynaptischen D2-Rezeptoren auf. - Die Unterscheidung in High- und Low-Rezeptoren richtet sich nach dem Grad der Affinität zum Neurotransmitter Dopamin; D1-Rezeptoren sind dadurch definiert, daß sie die Adenylatzyklase aktivieren, während D2-Rezeptoren hemmend auf die Adenylatzyklase wirken, aber bereits durch nanomolare Konzentrationen von Neuroleptika blockiert werden (z.B. 0,3 nmol Spiperon). Die Affinität zu Neuroleptika ist also bei D2-Rezeptoren wesentlich größer als bei D1-Rezeptoren, die erst durch mikromolare Neuroleptikakonzentrationen blockiert werden (s. Eggers 1984).

Nebenwirkungen

Die Nebenwirkungen der neuroleptischen Therapie bei Kindern und Jugendlichen unterscheiden sich nicht grundsätzlich von denjenigen bei Erwachsenen. Die Häufigkeit extrapyramidal-motorischer Symptome hängt auch beim jungen Individuum in starkem Maße vom jeweils verordneten Präparat ab. Während Thioridazin und Chlorprothixen relativ wenig extrapyramidal-motorische Symptome hervorrufen, liegt die Häufigkeitsrate bei Haloperidol, Thiothixen, Trifluoperazin und Fluphenazin im Kindes- und Jugendalter zwischen 50 und 80 % (Polizos u. Engelhardt 1978). *Frühdyskinesien* in Form paroxysmaler dystoner Muskelverkrampfungen, vorzugsweise im Kopf- und Schulterbereich, machen den größten Anteil extrapyramidaler Symptome aus. Therapeutisch ist je nach Dramatik der Symptomatik die orale, intramuskuläre oder intravenöse Verabreichung von Biperiden indiziert. Entscheidend bei intravenöser Applikation ist, daß Biperiden besonders langsam, vorsichtig und in niedriger Dosierung (0,04 mg/kg KG) injiziert wird, da Kinder in besonderem Maße mit halluzinatorisch-deliranten Erscheinungsbildern reagieren können (Eggers 1975).

Spätdyskinesien sind bei Kindern und Jugendlichen sehr selten. Dagegen kommen in dieser Altersphase dyskinetische Syndrome, die einer tardiven Dyskinesie (TD) ähneln, nach abrupter oder gradueller Dosisreduktion vor. Die in der Literatur mitgeteilte Häufigkeit schwankt zwischen 8 und 51 % (Mc Andrew et al. 1972; Campbell et al. 1983; Polizos u. Engelhardt 1978). Kinder, die von niedrigdosierten hochpotenten Neuroleptika abgesetzt wurden, entwickelten etwa doppelt so häufig ein solches dyskinetisches Entzugssyndrom als Kinder, die sich in der Reduktion hochdosierter schwachpotenter Neuroleptika befinden (Gualtieri et al. 1980; Polizos u. Engelhardt 1978). Das dyskinetische Entzugssyndrom ist vor allem nach langdauernder Neuroleptikatherapie zu beobachten - nach den Erfahrungen von Mc Andrew et al. (1972) erst nach im Durchschnitt knapp 3jähriger Psychopharmakotherapie. Bei 80 % der Kinder treten die Dyskinesien innerhalb von 14 Tagen nach Dosisreduktion auf. Sie pflegen nach 3- bis 12monatiger Dauer wieder zu verschwinden, in etwa 50 % der Fälle spontan. In der Mehrzahl ist eine Dosiserhöhung der Medikation auf das alte Niveau notwendig, wonach die Symptome innerhalb von 1 - 2 Wochen abzuklingen pflegen. Etwa die Hälfte der Kinder, die zu Beginn der Neuroleptikabehandlung extrapyramidal-motorische Symptome entwickeln, zeigen nach Polizos u. Engelhardt (1978) später ein dyskinetisches Entzugssyndrom.

Effizienzkontrolle

Zur Beurteilung des Therapieerfolges ist eine exakte Befunddokumentation erforderlich. Empfehlenswert ist die Anwendung psychiatrischer Beurteilungsskalen wie der BPRS, um die Veränderung psychopathologischer Parameter wie Stimmung, Kontaktverhalten, Affekt, Denken, Wahnideen und Halluzinationen im Verlauf einer neuroleptischen Therapie zu dokumentieren. Dies erleichtert sowohl die Beurteilung von Kurzzeit- und Langzeitwirkungen als auch der therapeutischen Effekte verschiedener Substanzen (Abb. 9). Die Abbildung zeigt einen Vergleich der BPRS-Scores vor und nach Behandlung mit Sulpirid und mit Haloperidol bei 20 chronisch schizophrenen Patienten - die Unterschiede waren zwischen Haloperidol- und Sulpiridbehandlung statistisch nicht signifikant, sehr wohl aber der Unterschied zwischen Baseline (keine Medikation) und Neuroleptikatherapie (Gerlach et al. 1985). Wir dokumentieren an unserer Klinik seit einem halben Jahr einmal wöchentlich nach Beginn der Behandlung die Neuroleptika-Effekte mittels einer Verhaltensbeobachtung und der BPRS.

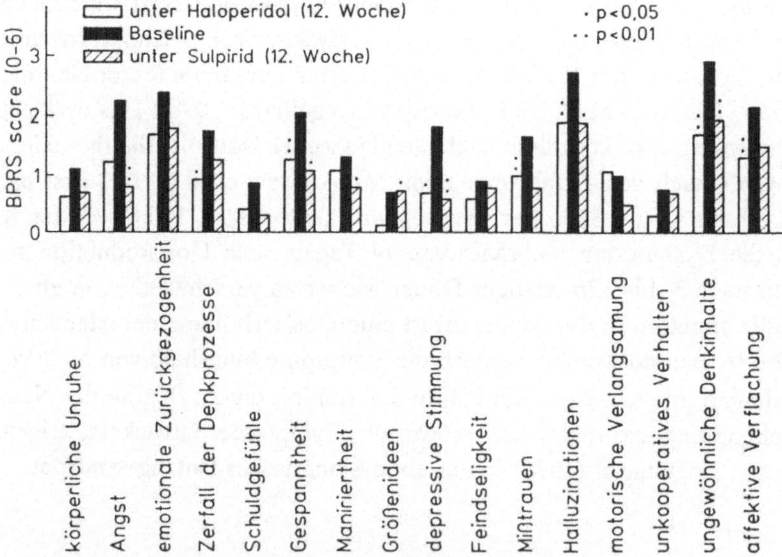

Abb. 9. Vergleich der mittleren BPRS-Scores unter Baseline, Haloperidol und Sulpirid bei 20 chronisch schizophrenen Patienten (nach Gerlach et al. 1985)

Wirkungsgrundlagen

Neuroleptika sind Dopaminantagonisten, ihre therapeutische Wirkung ist mit der Dopaminhypothese schizophrener Psychosen vereinbar. Neuroleptika sind allerdings nicht nur Dopaminantagonisten, sondern antagonisieren auch Alpha-1-, Serotonin (5-HT2)- und Histamin (H1)-Rezeptoren. Die neuroleptische Wirkung ist aber im wesentlichen durch den Einfluß der Neuroleptika auf D2-Rezeptoren bedingt (vgl. Eggers 1984).

Schlußfolgerungen

1. Wie gezeigt wurde, kann eine allgemeine Dosis-Wirkungsbeziehung für Neuroleptika nicht formuliert werden. Außerdem scheint aufgrund neuerer PET-Studien die D2-Rezeptorblockade per se nicht die einzige oder unmittelbare Grundlage für die therapeutische Wirkung von Neuroleptika bei schizophrenen Psychosen zu sein. Möglicherweise werden durch die Dopaminrezeptorblockade sekundär neurale Prozesse in Gang gesetzt, die erst eigentlich eine antipsychotische Wirkung entfalten. Entwicklungsneurobiologische Faktoren machen alles noch komplizierter. Aus all dem folgt, daß für die Neuroleptikatherapie schizophrener Psychosen des Kindes- und Jugendalters die jeweilige Dosierung ganz individuell und unter genauer Verhaltensbeobachtung und Befunderhebung mittels entsprechender Rating Scales ermittelt werden muß.
2. Eine Dosiserhöhung führt nicht immer zu einer Effizienzsteigerung, wohl aber zu einem Anstieg der Nebenwirkungen. Niedrige und mittlere Dosen sind deshalb zu empfehlen. Aus dem gleichen Grund ist bei Nicht-Erfolg ein Medikamentenwechsel zu empfehlen, aber nicht von jedem etwas, nach dem Motto "darf's noch ein bißchen mehr sein?".
3. PET-Studien mit radioaktiv markierten Liganden, die Auskunft geben über die Besetzung dopaminerger D2-Rezeptoren mit Neuroleptika, werden vielversprechend sein, da sie uns möglicherweise einen Schlüssel für zukünftige Strategien einer adäquaten Neuroleptikabehandlung in die Hand geben können.
4. Der fast 450 Jahre alte Satz des Naturgelehrten Lorichius (1548): "Psychopharmacon hoc est: medicina animae" ist zwar weit verbreitet, kann aber für die Schizophrenien des Kindes- und Jugendalters keine Gültigkeit haben. Wir vertreten ein entwicklungspsychologisch-neurobiologisch fundiertes Konzept der Schizophrenien. In diesem Sinne fassen wir psychotische Zustände auch als appellative Äußerungen des Patienten auf, die sowohl in

Beziehung zu seiner individuellen Lebens- und Entwicklungsgeschichte als auch zu seiner gegenwärtigen Lebenssituation stehen und mit dem "interaktionellen Netzwerk" (Alanen et al. 1982) seiner früheren und gegenwärtigen Bezüge untrennbar verbunden sind. Daraus folgt, daß eine alleinige Pharmakotherapie schizophrener Psychosen nicht erfolgreich sein kann, sondern auch durch andere Therapieverfahren wie individuelle Psychotherapie und Familientherapie ergänzt werden muß.

Literatur

Alanen YO, Räkköläinen V, Laakso J (1982) Krankheitsmodelle bei der Schizophrenie und die Bedürfnisangemessenheit der Behandlung. Nervenarzt 53: 150-153

Alfredsson G, Bjerkenstedt L, Edman G, Härnryd C, Oxenstierna G, Sedvall G, Wiesel FA (1984) Relationships between drug concentrations in serum and CSF, clinical effects and monoaminergic variables in schizophrenic patients treated with sulpiride or chlorpromazine. Acta Psychiat Scand 69: 49 - 74

Baldessarini RJ, Davis JM (1980) What is the best maintenance dose of neuroleptics in schizophrenia? Psychiat Res 3: 115 - 122

Baldessarini RJ, Cohen BM, Teicher MH (1988) Significance of neuroleptic dose and plasma level in the pharmacologic treatment of psychoses. Arch Gen Psychiatry 45: 79 - 91

Bigelow LB, Kirch DG, Braun T, Korpi ED, Wagner RL, Zalcman S, Wyatt RJ (1985) Absence of relationship of serum haloperidol concentration and clinical response in chronic schizophrenia: A fixed-dose study. Psychopharmacol Bull 21: 66 - 68

Campbell M, Grega DM, Green WH, Bennet WG (1983) Neuroleptic-induced dyskinesias in children. Clin Neuropharmacol 6: 207 - 222

Cohen BM (1988) Neuroleptic drugs in the treatment of acute psychoses: how much do we really know? In: Casey DE, Christensen AV (eds) Psychopharmacology Series 5. Springer, Berlin Heidelberg New York Tokyo, pp 47 - 61

Crow TJ (1980) Molecular pathology of schizophrenia: more than one dimension of pathology? Br Med J 280: 66 - 68

Dalery J, Maillet J, de Villard R (1985) Traitement de dix-sept adolescents psychotiques par le dogmatil. Sem Hop 61: 1327 - 1330

Davis JM, Schaffer CB, Kilian GA, Kinard C, Chan C (1980) Important issues in the drug treatment of schizophrenia. Schizophr Bull 6: 70 - 87

Denber HCB, Bente D, Rajotte P (1962) Comparative analysis of the action of butyrylperazine at Manhattan State Hospital and the University Psychiatric Clinic at Erlangen. Am J Psychiatry 119: 203 - 206

Eggers C (1973) Verlaufsweisen kindlicher und präpuberaler Schizophrenien. Springer, Berlin Heidelberg New York

Eggers C (1975) Nichtdelirante Intoxikationspsychosen im Kindesalter. Z Kinderheilk 119: 71 - 86

Eggers C (1984) Rezeptorverhalten der Psychopharmaka. In: Nissen G, Eggers C, Martinius J (Hrsg) Kinder- und jugendpsychiatrische Pharmakotherapie in Klinik und Praxis. Springer, Berlin Heidelberg New York Tokyo, S 15 - 29

Farde L, Wiesel FA, Halldin C, Sedvall G (1988) Central D2-dopamine receptor occupancy in schizophrenic patients treated with antipsychotic drugs. Arch Gen Psychiatry 45: 71 - 76

Gerlach J, Behnke K, Heltberg J, Munk-Andersen E, Nilsen H (1985) Sulpiride and haloperidol in schizophrenia: a double-blind cross-over study of therapeutic effects, side effects and plasma concentrations. Br J Psychiatry 147: 283 - 188

Gualtieri CT, Barnhill J, McGimsey J, Schell D (1980) Tardive dyskinesia and other movement disorders in children treated with psychotropic drugs. J Am Acad Child Psychiatry 19: 491 - 510

Marder SR, Putten T van, Mintz J, McKenzie J, Lebell M, Faltico G, May PRA (1984) Costs and benefits of two doses of fluphenazine. Arch Gen Psychiatry 41: 1025 - 1029

Mc Andrew JB, Case Q, Treffert DA (1972) Effects of prolonged phenothiazine intake on psychotic and other hospitalized children. J Autism Child Schizophr 2: 75 - 91

Müller WE (1989) Neuroleptika. Die Dopamin-Hypothese im neuen Gewand. Deutsche Apotheker Zeitung 129: 799 - 806

Polizos R, Engelhardt DM (1978) Dyskinetic phenomena in children treated with psychotropic medications. Psychopharmacol Bull 14: 65 - 68

Sedvall G, Farde L, Persson A, Wiesel FA (1986) Imaging of neurotransmitter receptors in the living human brain. Arch Gen Psychiatry 43: 995 - 1005

Uschakov GK (1965) Clinique de la schizophrénie. Psychiat Enf 8: 1 - 48

Waddington JL (1989) Sight and insight: brain dopamine receptor occupancy by neuroleptics visualised in living schizophrenic patients by positron emission tomography. Br J Psychiatry 154: 433 - 436

Woggon B (1987) Dosierung von Neuroleptika. In: Pichot P, Möller H J (Hrsg) Tropon Symposion, Bd II. Springer, Berlin Heidelberg New York, S 81 - 91

Helfen Diäten bei kinderpsychiatrischen Störungen?

H.-C. Steinhausen

Einleitung

Die symptomatische Vielfalt und die ätiologische Heterogenität psychischer Störungen im Kindes- und Jugendalter hat eine traditionell eher schulengebundene Kinder- und Jugendpsychiatrie mit einer Akzentuierung eines zentralen, allumfassenden Therapieansatzes schon seit geraumer Zeit weitgehend relativiert. Parallel zu einer zunehmenden Differenzierung und Abgrenzung von Störungsbildern und Krankheitseinheiten hat sich - nicht durchgängig mit diesem Entwicklungsprozeß kausal verknüpft - eine Diversifizierung von Therapieansätzen und -modellen vollzogen.

Das Panorama der Therapeutik für Kinder und Jugendliche mit psychischen Störungen wird dabei von den Hochgebirgsmassiven der verschiedenen Psychotherapien, Verhaltenstherapien und Familientherapien dominiert, während somatotherapeutische Vorgehensweisen wie Pharmakotherapie oder auch die hier zu diskutierenden diätetischen Behandlungsansätze eher Vorgebirgsniveau erreichen. Für das Erklimmen höherer Berge bedarf es bekanntlich eines besonderen Rüstzeugs wie Technik, Training und Ausstattung. Entsprechend hoch sind auch die Anforderungen an Ausbildung und Qualifikation, welche eine substantielle Bewertung und Diskussion der Wirkungen und Begründungen von Therapien zur Veränderung von Verhalten und Erleben ermöglichen sollen. Das Vorgebirge kann hingegen gewissermaßen mit Straßenschuhen und im Rahmen eines Spazierganges von jedermann durchquert werden. Entsprechend breit ist der Anspruch, als nicht unbedingt Sachverständiger - z.B. als Journalist oder Laie - die Wertigkeit von Medikamenten und anderen somatotherapeutischen Methoden in der Behandlung von psychischen Störungen bei Kindern und Jugendlichen oder auch bei Erwachsenen beurteilen zu können.

Dies liegt um so näher, wenn der zu beurteilende Gegenstand, nämlich die Nützlichkeit oder Schädlichkeit der Ernährung, mit einer Grunddimension der menschlichen Existenz und einer allgegenwärtigen Alltagserfahrung, der Notwendigkeit der Nahrungsaufnahme, verbunden ist. Dabei ist zu berücksichtigen, daß alle Kulturen den primären Erfahrungen vom biologischem Nahrungstrieb und sozialer Beziehungsgestaltung in der Situation des Essens mit der Entwicklung des Marktes eine spezifische Dimension hinzugefügt haben: das Ernährungsverhalten wird sehr wesentlich durch das Angebot, d.h. die Verfügbarkeit von Nahrungsmitteln bestimmt. Im Gegensatz zu historischen und aktuellen Mangelgesellschaften erlebt der Zeitgenosse in entwickelten Gesellschaften gegenwärtig in der Menschheitsgeschichte zum ersten Mal eine Situation, in der eine unerschöpfliche Vielfalt und Menge von Nahrungsmitteln jederzeit und ohne Statusprivileg verfügbar ist.

Dieser Entwicklung zur Demokratisierung der Völlerei begegnet nun eine ebenfalls nicht gerade kleine Gruppe von Zeitgenossen mit einem alten, historisch aber transformierten Askesemotiv. Hungern und Enthaltsamkeit bzw. Reduktionskost sind nicht mehr in das ursprüngliche Motiv der religiösen und geistigen Versenkung eingebunden, sondern dienen in einer vermeintlich rationalen Begründung einerseits der individuellen Leistungsmaximierung im Sinne der körperlichen Fitneß und andererseits der Abwehr von gefürchteten körperschädigenden Giften, die als Begleitumstände der industriellen Nahrungsmittelproduktion Genuß und Verzehr beeinträchtigen. Aus der "Diaita", der frommen Lebensweise der Alten, hat sich so die mehr oder weniger gut ernährungsphysiologisch begründete Alltagsdiät der Gegenwart entwickelt.

Letztere ist als ein neues Massenphänomen wiederum Objekt verschiedenster Inanspruchnahmen. Hierzu zählt vor allem erneut die Vermarktung. Sofern die Diät nicht ohnehin schon industriell erzeugt wird, muß sie zumindest doch nach Marktprinzipien angeboten und propagiert werden. Die Kommunikationsindustrie nimmt sich ihrer mit Werbung und Indoktrination an und entwickelt Vorgaben für das Ernährungsverhalten des gewichts-, körper- und leistungsbewußten Zeitgenossen. Die wissenschaftlich-rationale Begründung bleibt dabei vielfach auf der Strecke, und die Medizin mit ihren noch begrenzten Grundlagenkenntnissen dient vielfach nur als Alibi für die primären Interessen spezifischer Vorteile und Profite.

Diese bewußt etwas pointierten Eingangsüberlegungen sollen den Weg für eine kritische Analyse der Ziele und Effekte diätetischer Behandlungsmaßnahmen bei psychischen Störungen von Kindern und Jugendlichen bereiten. Diese Analyse muß wegen begrenzt verfügbaren Raumes etwas zusammenfassenden Charakter haben und kann daher nicht auf die Details in wünschenswerter Weise eingehen.

Schwerpunktmäßig soll die Bedeutung von Diäten für zwei Gruppen von Störungen dargestellt werden. Dabei handelt es sich einerseits um jene Störungen, bei denen das Eßverhalten tatsächlich gestört ist, also die Eßstörungen im Kleinkindalter, die Anorexia nervosa und Bulimia nervosa sowie die Adipositas. Andererseits handelt es sich um symptomatisch ganz andere Störungen, bei denen postuliert wird, daß ein jeweils auffälliges (psychopathologisches) Verhalten das Ergebnis einer abnormen physiologischen Reaktion des Organismus ist und diätetische Maßnahmen zur Verhaltensbesserung oder gar Heilung führen würden.

Die Diät als therapeutische Maßnahme bei Eßstörungen

Die je nach Alter und Entwicklungsstand symptomatischen und in ihren Bedingungen sehr unterschiedlichen Eßstörungen des Kindes- und Jugendalters werfen jeweils auf verschiedene Weise die Frage nach dem Stellenwert diätetischer Behandlungsmaßnahmen auf. Ihnen allen gemeinsam ist, daß sie analog zu der grundsätzlichen Verschmelzung von biologisch determinierter Nahrungsaufnahme und sozialer Beziehungsgestaltung mit dem Symptom des gestörten Essens zugleich die Störung auf einer jeweils bedeutsamen Beziehungsebene signalisieren. Dabei hat es den Anschein, daß insbesondere mit jüngerem Lebensalter, d.h. also mit mangelnden oder begrenzten sprachlichen Mitteln der Kommunikation im Rückgriff auf das Eßverhalten vor allem die primäre Beziehungsstörung zum Ausdruck gebracht wird. Die frühesten Eßstörungen, also die *frühkindlichen Gedeihstörungen* und die *Rumination* des Säuglings, sind in erster Linie Deprivationssyndrome, also Störungen, bei denen das Kind Opfer einer chronischen emotionalen Entbehrungssituation wird. Sie sind dies zwar nicht ausschließlich, zumal es auch hier einen Vulnerabilitätsfaktor im Säugling gibt, aber sie sind es zugleich noch viel stärker als etwa beim Kleinkind, Schulkind und Jugendlichen, bei denen die zunehmend differenziertere Persönlichkeitsentwicklung die Möglichkeit alternativer Reaktionsformen, Symptombildungen und vor allem protektiver Faktoren und Kompensationen eröffnet. Entsprechend liegt der Schwerpunkt der Behandlungsmaßnahmen bei Säuglingen und Kleinkindern mit Eßstörungen in der Regel auch bei der Psychotherapie der gestörten Beziehungsebene, häufig in Kombination mit soziotherapeutischen Maßnahmen für das extrem deprivierende Umfeld. Während zunehmend auch der Einsatz von verhaltenstherapeutischen Methoden zur Veränderung des gestörten Eßverhaltens praktiziert wird (Sagebiel et al. 1981; Steinhausen 1981, 1985), fehlt bei der Beschreibung der erforderlichen Maßnahmen erstaunlich häufig der Hinweis auf die Notwendigkeit einer diätetischen Behandlung. Dabei dürfte klar sein, daß mit zunehmendem Schweregrad der körperlichen Symptome eine integrierte stationäre Therapie unter Einschluß einer Restitutionsdiät erforderlich ist. Die Erwartung, daß sich mit einer Veränderung der Symptomatik auf der Beziehungsebene das Eßverhalten automatisch bessere, ist kurzsichtig und wäre angesichts der physischen Notsituation des Säuglings und Kleinkindes nicht zu verantworten.

Auch bei den *Eßstörungen des Schulkindes und Jugendlichen* muß an die Diät als einen wichtigen Baustein im Rahmen eines mehrdimensionalen Behandlungsplanes gedacht werden. So bedarf beispielsweise eine anorektische Patientin eines integrierten Behandlungskonzeptes mit diätetischen, psycho- und verhaltenstherapeutischen, familientherapeutischen und beratenden Komponenten (vgl. Steinhausen 1988). Eine sorgsam kalkulierte Substitutionsdiät ist nicht nur Voraussetzung für die Normalisierung weiterer körperlicher Funktionen, sondern hat zugleich auch Effekte auf die Rückbildung psychopathologischer Symptome. Voraussetzung für derartig integrierte Maßnahmen ist in der Regel ein stationäres Behandlungskonzept. Der Propagierung eines ausschließlich ambulanten Therapieansatzes, meist mit einseitig psycho- oder familientherapeutischer Orientierung, muß aus einem ganzheitlich psychosomatischen Therapieverständnis, aus der klinischen Erfahrung einer ungenügenden Beeinflussung des Gewichts und aus der Kenntnis ungünstiger Verläufe kritisch begegnet werden. Schwer erkrankte anorektische Patienten bedürfen immer der stationären Therapie, einschließlich diätetischer Maßnahmen.

Diese grundsätzlichen Feststellungen lassen sich auch auf bulimische Patienten ausdehnen, sofern gleichzeitig ein deutlicher Gewichtsverlust vorliegt. Bei der Bulimia nervosa macht die Vielzahl potentieller medizinischer Komplikationen - von Elektrolytstörungen mit der Folge von Nierenfunktionsstörungen über Gastrointestinalstörungen bis zu Zahnschäden und zerebralen Krampfanfällen reichend - ohnehin eine sehr sorgfältige medizinische Diagnostik, einschließlich korrigierender somatischer Therapie, unabdingbar.

Schließlich ist die Behandlung der *Adipositas* im Kindes- und Jugendalter ohne die Diät inkomplett und erfolglos. Das immer wieder praktizierte Vorgehen, ausschließlich auf diätetische Maßnahmen zu setzen, ist weitgehend frustran. Reduktionsdiäten oder therapeutisches Hungern in Form der sog. Nulldiät haben für Kinder und Jugendliche einen ausgesprochenen Zwangscharakter und berücksichtigen ungenügend die vielfältige Determination der Adipositas. Schwerpunkte der Behandlung müssen parallel zur Diät bei verhaltenstherapeutischen Ansätzen liegen, welche sich in erster Linie auf die Selbstregistrierung von Nahrungsaufnahme, Kalorienwerten, Eßverhalten und Körpergewicht, auf die Veränderung des Eßverhaltens und auf die Reizkontrolle der Essenssituation erstrecken. Ferner sind die Beteiligung der Eltern an einem derartigen Programm sowie körperliche Aktivierung als ergänzende

Maßnahmen bedeutsam, während die Pharmakotherapie sowohl ineffektiv wie auch potentiell gefährlich ist, zumal einige Substanzen suchtgefährdend sind.

Diäten bei anderen kinderpsychiatrischen Störungen

Während die diätetische Behandlung bei den erörterten Eßstörungen als integrierte Behandlungsmaßnahme auf ein klares medizinisches Rational gegründet ist, verbleibt die Legitimation für eine Reihe ganz anderer psychiatrischer Störungen im Kindes- und Jugendalter eher im hypothetischen bzw. spekulativen Raum. Sie verbindet sich in mancherlei Weise mit Aspekten des Zeitgeistes, indem die verständliche Beunruhigung über eingetretene oder zu befürchtende ökologische Belastungen bis auf die Ebene der Annahme über die Verursachung psychischer Störungen bei Kindern durchschlägt. Dabei liegt das Schwergewicht auf der Diskussion, inwieweit Nahrungsmittelbestandteile als Toxine bzw. Allergene anzusehen seien und mehr oder weniger schlüssig begründete Eliminationsdiäten Abhilfe schaffen könnten.

Das ebenfalls naheliegende Thema der Belastung des kindlichen Organismus durch Luftverschmutzung hat im Gegensatz zur heftigen Diskussion um die Erhöhung von Atemwegserkrankungen in der Pädiatrie und in der Laienpresse kaum ein Pendant in der Kinder- und Jugendpsychiatrie. Bemerkenswert ist allerdings, wie wenig die umfangreichen anglo-amerikanischen Studien über *Bleibelastungen* aus alten Wasserleitungen, durch Farbanstriche und durch Benzin im deutschsprachigen Raum zur Kenntnis genommen werden, obwohl es auch hier erhöhte Expositionen gibt, wie entsprechende Studien ausgewiesen haben (Taylor 1990). Tatsächlich haben erhöhte Bleiexpositionen einen nachweisbaren Effekt auf kognitive Funktionen, der sich als eine mittlere Minderleistung um bis zu 7 IQ-Punkten in epidemiologischen Studien und um bis zu 11 IQ-Punkten in exponierten Regionen nachweisen ließ. Gleichwohl sind auch hier die Kausalität und der Wirkungsmechanismus unklar. Zu welchem Zeitpunkt der Entwicklung sind die Effekte besonders ausgeprägt, welche Bedeutung haben Dauer und Gipfel der Exposition in welcher Phase der Hirnreifung, inwieweit lassen sich die Gruppenbefunde auf Individuen übertragen, gibt es individuell gültige Schwellenwerte und welche praktische Bedeutung haben die Studienergebnisse? Dies sind nur einige offene wissenschaftliche Fragen dieses Themengebietes.

Eine ebenfalls wissenschaftlich bisher wenig aufgearbeitete Frage betrifft die nach den Auswirkungen einer defizitären Ernährung. Dabei geht es in den entwickelten Industriegesellschaften weniger um die nachweislich deletären Auswirkungen der Mangelernährung auf die geistige Entwicklung in bestimmten Regionen der Dritten Welt (vgl. Stein u. Susser 1986), sondern um die Bedeutung eines *Mangels von Spurenelementen*, wie z.B. Eisen und Vitaminen. Erwähnt sei in diesem Zusammenhang nur, daß die Befunde über Eisenmangel mit der behaupteten Auswirkung von Aufmerksamkeitsdefiziten, Irritabilität sowie Beeinträchtigung von kognitiver Entwicklung und Schullaufbahn methodisch als problematisch anzusehen sind, wenngleich die Reversibilität von Symptomen durch eine Substitutionsbehandlung mit Eisen ein nicht unwichtiges Argument darstellt (Conners 1984).

Ebenso ungeklärt in den Wirkmechanismen ist die Bedeutung eines Defizits an *essentiellen Fettsäuren*, dem Verstimmung und Irritabilität zugeschrieben wird. Hypothetische Verknüpfungen mit der Umwandlung in Prostaglandine, die wiederum als Mediatoren der neuronalen Transmission im ZNS fungieren, bedürfen weiterer kontrollierter Studien. Schließlich ist die Kenntnis der Auswirkungen von *Vitaminmangelzuständen* auf kindliches Verhalten und Befinden weit davon entfernt, eine diätetische Behandlungsstrategie zu begründen. Beispielsweise sind die Ergebnisse über Gaben von Vitamin B_6 für autistische Kinder und von Multivitaminkomplexen bei Lernstörungen äußerst fragmentarisch und ungenügend auf vielfältige Effekte im biochemischen Bereich und im Verhaltensbereich einschließlich der Verknüpfung dieser beiden Ebenen geprüft (Conners 1984; Taylor 1990).

Die These von der toxischen bzw. allergenen Wirkung von Nahrungsmittelbestandteilen beherbergt in ähnlicher Weise eine Vielzahl offener Fragen. Ihre Propagandisten tun hingegen allerdings so, als gebe es bereits schlüssige Antworten und verordnen in breiter Front Eliminationsdiäten mit fragwürdigen Begründungen und nicht unproblematischen Folgen. Dabei handelt es sich um folgende Varianten: die *additivafreie Diät*, die *phosphatreduzierte Diät*, die *zuckerreduzierte Diät* und die *antigenarme Diät*. Sie sind sämtlich rigorosen Tests im Sinne wissenschaftlicher Prüfungen unterzogen worden. Ohne hier die Details erneut abhandeln zu können - dies ist mehrfach an anderer Stelle geschehen (Steinhausen 1980, 1982a, 1989) - sollen hier nur die Grundzüge und einige kritische Anmerkungen dargelegt werden.

Die in den USA in den 80er Jahren mit großem Aufwand in Medien und über Populärpublikationen propagierte sog. *additivafreie Diät* nach Feingold - eine von Salizylaten und Farbstoffen bereinigte Kost - hat in einer Vielzahl kontrollierter Studien mit Eliminationsdiät und Provokationstests wenig bis kaum Bestätigung gefunden. Ganz sicher konnten die behaupteten dramatischen Veränderungen der Diät bei hyperkinetischen Kindern, auf die sich die Hypothese in erster Linie erstreckte, nicht beobachtet werden. Die dabei in der amerikanischen Öffentlichkeit hin- und herwogende Debatte zwischen der Nahrungsmittelindustrie und den Anhängern einer natürlichen Ernährung ist in der Zwischenzeit deutlich abgeklungen - und parallel dazu auch die wissenschaftliche Beschäftigung mit der Thematik, was angesichts der offenen Grundlagenfragen durchaus zu bedauern ist.

Die in der Bundesrepublik Deutschland am meisten popularisierte sog. *phosphatreduzierte Diät* geht auf die Apothekerin Herta Hafer zurück, welche großzügigst Hyperaktivität, Hirnfunktionsstörungen und sog. Verhaltensstörungen zusammenrührte und gleichermaßen auf anorganische wie organische Phosphate in der Nahrung zurückführte. Bar jeglicher wissenschaftlicher Begründung bzw. maskiert durch pseudowissenschaftliche Erklärungen - wie die "metabolische Alkalose als Reaktion auf Phosphatzufuhr" mit der Folge motorischer Unruhe und Verhaltensstörungen - gelang es Hafer, innerhalb kurzer Zeit nicht nur die Medien zu füttern, sondern auch eine Elterninitiative mit Bewegungscharakter zu begründen. Diese hat in der Zwischenzeit angesichts einer für die Phosphathypothese negativ ausgegangenen wissenschaftlichen Untersuchung (Walther 1982) und ernährungsphysiologisch begründeter Warnungen vor den schädigenden Folgen dieser Diät (Stolley et al. 1979) ihre Empfehlungen über die Zeit verändert. Gegenwärtig wird ein schwer begründbares Konglomerat von vermeintlicher Phosphatreduktion, additivafreier und auch zuckerreduzierter Diät in Verbindung mit einer obskuren Mineralotherapie anempfohlen.

Nachdem sich aber auch die These von der Verursachung des hyperkinetischen Syndroms durch Zucker nicht halten ließ (Milich et al. 1986), wird nun das Heil in der sog. *antigenarmen Diät* gesehen. Diese fußt explizit auf der Annahme multipler allergischer Intoleranzen gegenüber Nahrungsmitteln. Für die Grundannahme einer allergischen Reaktion spricht zunächst einmal die Tatsache, daß bis zu 15% aller Kinder auf Nahrungsmittel allergisch reagieren und bis zu weiteren 40% geringer ausgeprägte Symptome zeigen. Die Symptomatik kann sich z.B. als Hautaffektion, Migräne, Schwindel, Durchfall, Asthma und anaphylaktischer Schock äußern. Ferner liegen Befunde einer Studie vor, daß vor allem bei lerngestörten, aber auch bei hyperaktiven und emotional gestörten Kindern die Allergiebelastung hoch ist (Trites et al. 1980).

Auf der Grundlage dieser Erkenntnisse haben Egger et al. (1986) durch eine radikale Ausschlußdiät eine Palette potentieller Allergene kontrolliert getestet und einige positive Ergebnisse ermittelt. Diese resultieren bei genauerem Studium jedoch nahezu ausschließlich aus der Elternbeurteilung, was möglicherweise auf die Tatsache zurückgeführt werden kann, daß die Anordnung der üblicherweise "blinden" Bewertung nicht konsequent durchgehalten werden konnte. Mangelnde Repräsentativität der Stichprobe, fehlende Replikation, Probleme der Praktikabilität und psychologische Gefahren bei der Durchführung der Diät werden ebenso wie der unklare Wirkungsmechanismus von den

Autoren selbst als limitierende Faktoren für eine breite Anwendung der Diät genannt. Gleichwohl finden sich in einer neueren Studie von Kaplan et al. (1989) an Vorschulkindern Hinweise darauf, daß der Ansatz multipler allergener Nahrungsmittelintoleranzen gerade bei dieser Altersgruppe weiter verfolgt werden sollte. Diese Hinweise sind jedoch erneut als diskret zu bewerten, zumal die Effektgröße ein relativ grober Eltern-Kurzfragebogen war und die gemessenen Effekte bei 43% der Kinder nur eine durchschnittliche Besserung von 50% und bei 16% der Kinder von nur 12% betrugen, während bei 42% keinerlei Effekte beobachtet wurden.

Schlußfolgerungen

Der Zusammenhang von Ernährung und Verhalten bei Kindern ist ungenügend erforscht. Immerhin sind die negativen Auswirkungen einer frühen chronischen Fehlernährung, d.h. vor allem des Mangels an Proteinen und Fett, auf die Hirnreifung und damit kognitive Funktionen aufgrund umfassender Untersuchungen gut belegt. Auch sind die toxischen Effekte erhöhter Schwermetallexpositionen hinlänglich nachgewiesen. Inwieweit die Alltagsernährung das durchschnittliche Kind hinsichtlich seiner Emotionalität und höherer kognitiver Funktionen möglicherweise diskret beeinflußt, ist weitgehend unklar.

Einige psychiatrische Störungen, bei denen das gestörte Eßverhalten im Vordergrund steht, würden ohne Berücksichtigung diätetischer Maßnahmen inadäquat behandelt werden. Bei anderen psychiatrischen Störungen, für die hypothetisch eine allergische Reaktionslage angenommen wird, müssen die Effekte nicht notwendigerweise auf die Kernsymptome des hyperkinetischen Syndroms beschränkt sein, sondern könnten auch einen breiteren Bereich von Verhalten und Affekten betreffen.

Flankiert von einer intensivierten Grundlagenforschung über Kinetik und Neurotoxizität von Substanzen unter Einschluß des Tierversuchs müssen Untersuchungen an Kindern sich mit der Problematik auseinandersetzen, daß die vereinzelt beobachteten Effekte nicht auf einheitlich geringe Effekte über ganze Gruppen hinweg, sondern auf ausgeprägtere Effekte bei einigen wenigen Kindern zurückgehen. Dabei muß die schwierige Frage von Dosis-Wirkungs-Relationen angegangen werden, und schließlich ist eine deutliche Verbesserung der methodischen Vorgehensweise auf mehreren Ebenen wie der Diagnostik und der Evaluation unabdingbar.

Vorläufig gestattet der begrenzte Erkenntnisstand keine Klärung der Frage, wie der relativ kleine Prozentsatz von Kindern, denen mit diätetischen Maßnahmen tatsächlich geholfen werden könnte, sicher identifiziert werden kann.

Es erscheint nicht legitim, in großem Stil Behandlungsprogramme vom Charakter einer Restriktionsdiät zu starten, ohne die beträchtlichen Belastungselemente für das betroffene Kind und seine Familie und die Möglichkeiten nachgewiesenermaßen effektiver Behandlungsalternativen (Steinhausen 1982b, 1988) abzuwägen. Wenn sich Außenseitertheorien von z.T. exotisch anmutender Argumentation ein Verdienst erworben haben, so ist es die nicht mehr abweisbare Forderung nach einer systematischen Analyse der Effekte der Ernährung auf Verhalten, Emotionen und Lernen im Rahmen der Entwicklung des Kindes.

Literatur

Conners C (1984) Nutritional therapy in children. In: Galler JR (ed) Nutrition and behavior. New York, Plenum Press

Egger J, Carter CM, Graham PJ, Gumley D (1985) Controlled trial of oligoantigenic treatment in the hyperkinetic syndrome. Lancet 540-545

Kaplan BJ, McNicol J, Conte RA, Moghadam HK (1989) Dietary replacement in preschool-aged hyperactive boys. Pediatrics 83 (1): 7-17

Milich R, Wolraich M, Lindren S (1986) Sugar and hyperactivity: A critical review of empirical findings. Clin Psychol Rev 6:493-514

Sagebiel W, Hönicke J, Richter R, Unger J, Steinhausen HC (1981) Frühkindliche psychogene Eßstörungen. In: Steinhausen HC (Hrsg) Psychosomatische Störungen und Krankheiten bei Kindern und Jugendlichen. Kohlhammer, Stuttgart

Stein Z, Susser M (1986) Effects of nutrition on neurological and mental competence in human beings. Psychol Med 15: 717-726

Steinhausen HC (1980) Hyperkinetisches Syndrom und Diät - eine therapeutische Verbindung? Klin Pädiat 192:179-185

Steinhausen HC (1981) Die Gedeihstörungen des Säuglings- und Kleinkindalters. In: Steinhausen HC (Hrsg) Psychosomatische Störungen und Krankheiten bei Kindern und Jugendlichen. Kohlhammer, Stuttgart

Steinhausen HC (1982a) Diätetische Behandlungsansätze beim hyperkinetischen Syndrom. In: Steinhausen HC (Hrsg) Das konzentrationsgestörte und hyperaktive Kind. Kohlhammer, Stuttgart

Steinhausen HC (1982b) Das konzentrationsgestörte und hyperaktive Kind. Kohlhammer, Stuttgart

Steinhausen HC (1985) Eß- und Verdauungsstörungen. In: Remschmidt H, Schmidt MH (Hrsg) Kinder- und Jugendpsychiatrie in Klinik und Praxis. Thieme Fischer, Stuttgart

Steinhausen HC (1988) Psychische Störungen bei Kindern und Jugendlichen - Lehrbuch der Kinder- und Jugendpsychiatrie. Urban & Schwarzenberg, München

Steinhausen HC (1989) Das hyperkinetische Syndrom (HKS): Ein allergisches Syndrom? In: Nissen G (Hrsg) Somatogene Psychosyndrome und ihre Therapie im Kindes- und Jugendalter. Huber, Bern

Stolley H, Kersting M, Droese W, Reinken L (1979) Bemerkungen zu einer sogenannten phosphatarmen Diät für Kinder mit Hyperkinetischem Syndrom. Monatsschr Kinderheilk 127:450–453

Taylor E (1990) Toxins and allergens. In: Rutter M, Casaer P (eds) Biological risk factors for psychosocial disorders. Cambride University Press

Trites RL, Tryphonas H, Ferguson HB (1980) Diet treatment for hyperactive children with food allergies. In: Knights RM, Bakker DJ (eds) Treatment of hyperactive and learning disordered children: Current research. Univ. Park Press, Baltimore

Walther B (1982) Nahrungsphosphat und Verhaltensstörung im Kindesalter - Ergebnisse einer kontrollierten Diätstudie. In: Steinhausen HC (Hrsg) Das konzentrationsgestörte und hyperaktive Kind. Kohlhammer, Stuttgart

Sachverzeichnis